Verena Winkler, Niki Hug

Tiergestützte Interventionen in der Psychiatrie

Grundlagen, Methoden, Praxis

Psychiatrie Verlag

AF900457

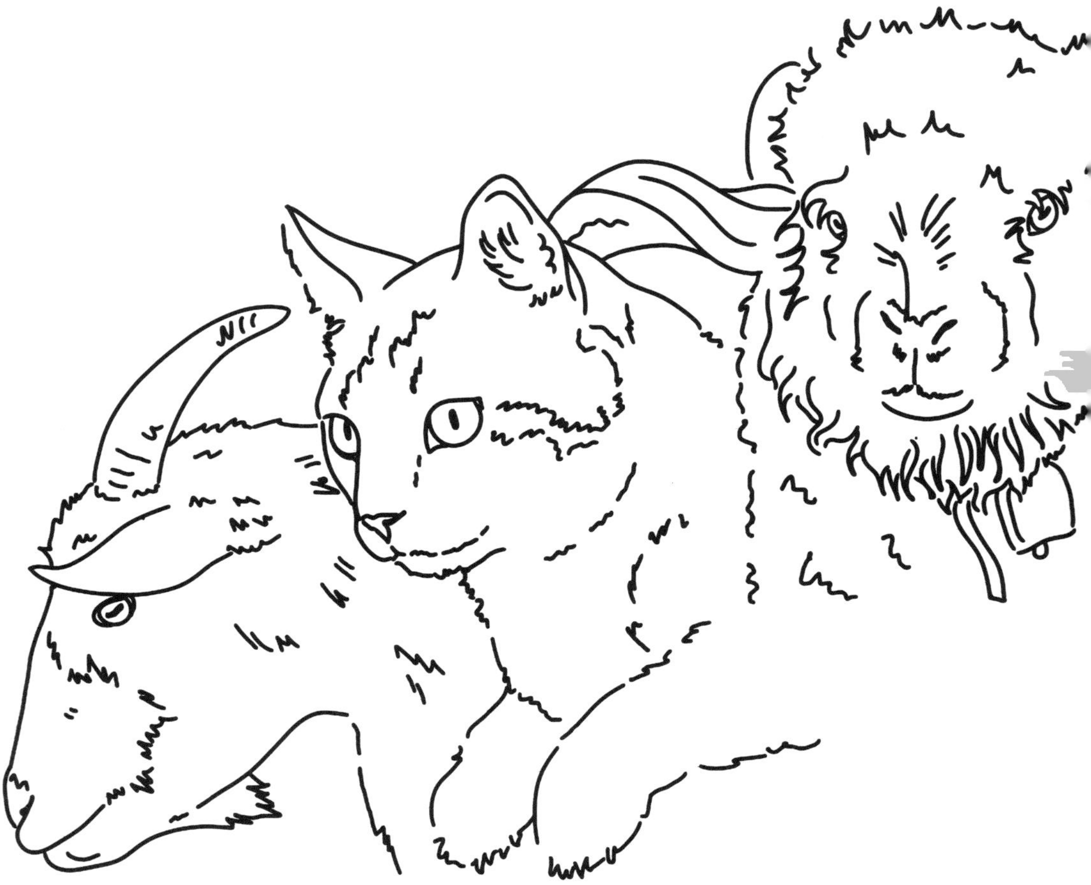

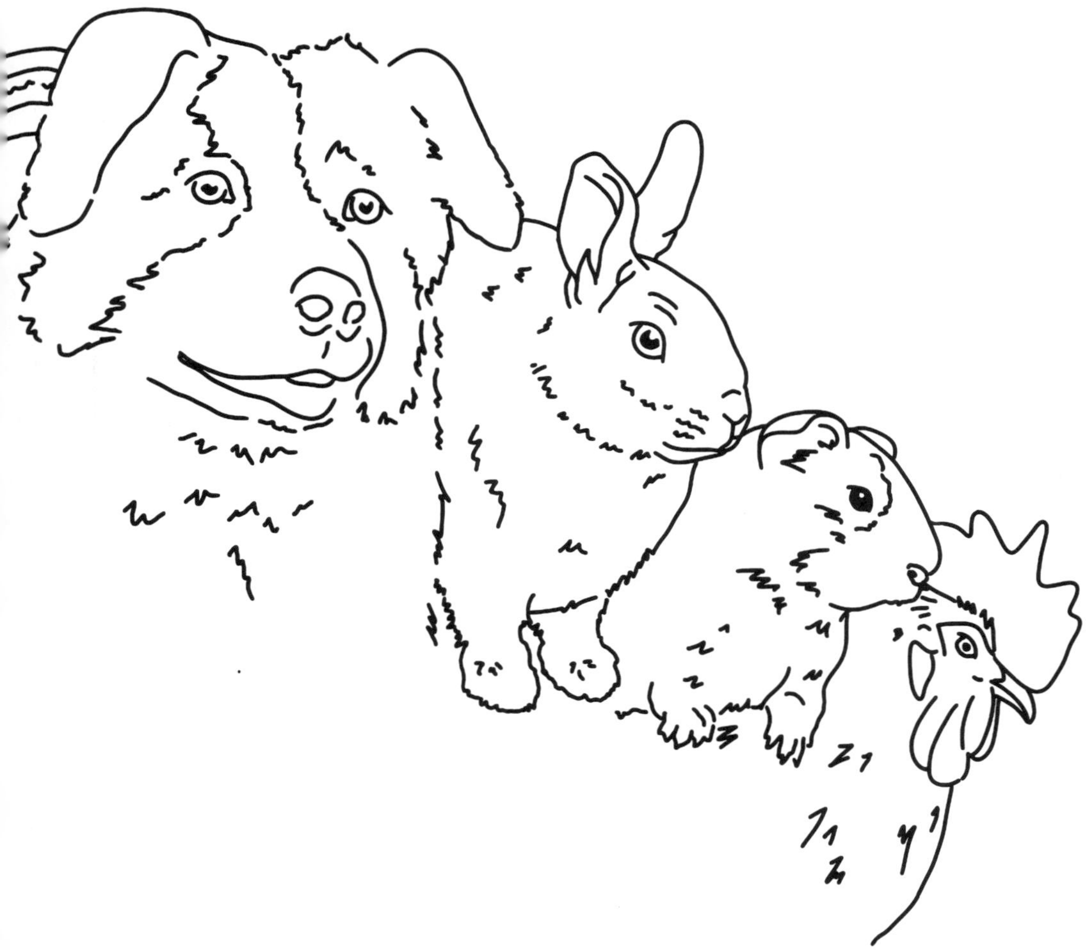

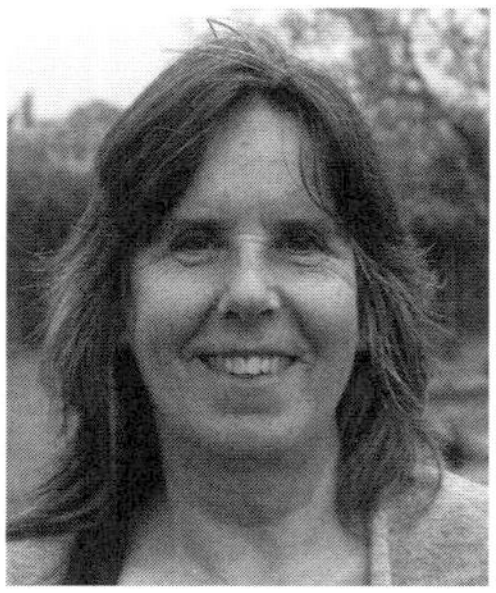

Verena Winkler, Sozialpädagogin HF, CAS-Weiterbildung in tiergestützter Therapie Universität Basel, arbeitet als Leiterin der Naturnahen Therapien in den Universitären Psychiatrischen Kliniken (UPK) in Basel.

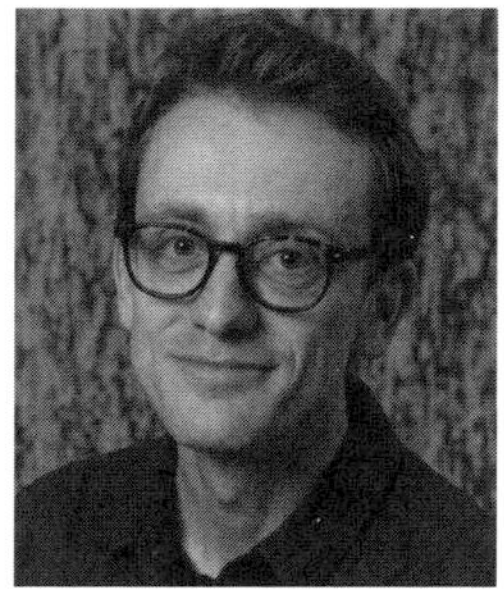

Niki Hug, Psychologie MSc & Health Sciences MA, arbeitet als wissenschaftlicher Mitarbeiter in der Abteilung Bildung, Forschung und Entwicklung der UPK Basel für den Medizinisch-Therapeutischen Dienst.

Verena Winkler, Niki Hug

Tiergestützte Interventionen in der Psychiatrie

Grundlagen, Methoden, Praxis

Psychiatrie
Verlag

Verena Winkler, Niki Hug
Tiergestützte Interventionen in der Psychiatrie
Grundlagen, Methoden, Praxis

1. Auflage 2025
ISBN: 978-3-96605-176-7
ISBN E-Book (PDF): 978-3-96605-316-7

Bibliografische Information der Deutschen Nationalbibliothek
Die Deutsche Nationalbibliothek verzeichnet diese Publikation in der Deutschen Nationalbibliografie; detaillierte bibliografische Daten sind im Internet über https://dnb.de abrufbar.

Weitere Informationen zu psychischen Störungen und ihrer Behandlung im Internet unter: www.psychiatrie-verlag.de

© Psychiatrie Verlag, Köln 2025
Psychiatrie Verlag GmbH
Ursulaplatz 1
50668 Köln
info@psychiatrie-verlag.de
Alle Rechte vorbehalten. Kein Teil des Werks darf ohne Zustimmung des Verlags vervielfältigt, digitalisiert oder verbreitet werden. Die Nutzung unserer Werke für Text- und Datamining im Sinne von §44b UrhG behalten wir uns explizit vor.

Lektorat: Thomas Rosky, München
Umschlagkonzeption: Michael Schmitz, Arnbruck, www.grafikschmitz.de, unter Verwendung eines Fotos von kemai / photocase.de
Illustrationen: Nadine Pfaff, Basel
Typografiekonzept: Iga Bielejec
Satz: Alexander Klar, Jessen (Elster)
Druck und Bindung: Plump Druck & Medien GmbH, Rheinbreitbach

Downloadmaterialien

Angebote
Tiergestützte Therapien in der DACH-Region

Dokumentation
Identifikation des Tieres (Herkunft, Merkmale etc.)
Behandlungsjournal des Tieres

Intervention
Hühner – Eigenschaften und Interventionsmöglichkeiten
Meerschweinchen – Eigenschaften und Interventionsmöglichkeiten
Kaninchen – Eigenschaften und Interventionsmöglichkeiten
Katzen – Eigenschaften und Interventionsmöglichkeiten
Ziegen – Eigenschaften und Interventionsmöglichkeiten
Schafe – Eigenschaften und Interventionsmöglichkeiten

Checkliste einer Interaktion
Vorbereitung, Durchführung, Nachbereitung

Interaktionsbeispiele
Interaktion mit Schaf und Ziege
Schafherde auf die Weide führen
Mit Ziegen spazieren gehen

Das Passwort finden Sie auf Seite 124.

Abkürzungsverzeichnis

AAII	Animal Assisted Intervention International
ESAAT	European Society for Animal-Assisted Therapy
IAHAIO	International Association of Human-Animal Interaction Organizations
IEMT	Institut für Interdisziplinäre Erforschung der Mensch-Tier-Beziehung
ISSAT	International Society for Animal-Assisted Therapy
TGA	Tiergestützte Aktivitäten
TGC	Tiergestütztes Coaching
TGI	Tiergestützte Intervention
TGP	Tiergestützte Pädagogik
TGT	Tiergestützte Therapie
TGF	Tiergestützte Förderung
UPK	Universitäre Psychiatrische Kliniken Basel

Vorwort

Liebe Leserin, lieber Leser,
es freut mich außerordentlich, Ihnen dieses besondere Buch vorstellen zu dürfen. Zu Tieren pflegen Menschen seit langer Zeit eine besondere Beziehung und ihr Einsatz als therapeutische Unterstützung gewinnt mehr und mehr an Bedeutung. Verena Winkler und Niki Hug schaffen es mit viel Herzblut und Expertise, ihre Leser*innen auf eine besondere Reise einzuladen – eine Reise in die Welt der tiergestützten Therapie, die in der psychiatrischen Klinik Bestandteil der multimodalen stationären Behandlung ist. Dieses Buch ist mehr als nur eine Sammlung wissenschaftlicher Fakten und persönlicher Geschichten; es ist eine Herzensangelegenheit, die die heilende Kraft der Natur und ihrer Geschöpfe beleuchtet. Neben einem umfangreichen Überblick über die Geschichte der tiergestützten Therapie und konkreten Beschreibungen verschiedener Tierarten und Methoden wird dies insbesondere durch Fallbeispiele, aber auch durch Beschreibungen der Behandlung einzelner psychiatrischer Erkrankungen vermittelt.
In einer Zeit, in der unser Alltag oft von Hektik und Stress geprägt ist, nehmen psychische Erkrankungen zu. Daher suchen viele Menschen nach Wegen, um zur Ruhe zu kommen und Heilung zu finden. Tiergestützte Therapie bietet bei körperlichen wie auch seelischen Erkrankungen genau dies: eine intensive und positiv besetzte Unterstützung, die Körper, Geist und Seele anspricht. Besonders positiv finde ich, dass hier (neben den häufig eingesetzten Tieren Hund und Pferd) der Schwerpunkt auch auf den Einsatz sogenannter »Bauernhoftiere« gelegt wurde. Denn auch Kaninchen, Meerschweinchen, Schafe, Ziegen, Hühner und viele mehr haben einzigartige Fähigkeiten, Menschen zu berühren, positive Veränderungen herbeizuführen und so den Genesungsweg zu unterstützen.
Dieses Buch bietet Laien und Fachpersonen einen umfassenden Einblick in die Praxis und Wirkungsweise der tiergestützten Therapie. Es basiert auf neuen wissenschaftlichen Erkenntnissen, praktischen Erfahrungen und berührenden Geschichten von Menschen, die durch die Interaktion mit Therapiebegleittieren zu einer neuen Lebensqualität gefunden haben. Ich wurde beim Lesen immer wieder an Geschichten von und mit eigenen Patient*innen erinnert, die ich in meiner Zeit in psychiatrischen Kliniken und Praxen begleiten durfte. Zahlreiche Dankeskarten und Geschenke an die eingesetzten Therapiebegleittiere zeugen von der Begeisterung für dieses Therapieverfahren.

Im Buch erfährt man detailliert, wie die unterschiedlichen Tiere in der Klinik eingesetzt werden, welche besonderen Fähigkeiten sie mitbringen und welche erstaunlichen Fortschritte bei verschiedenen Zielgruppen erreicht werden. Dabei wird immer wieder auch auf die wichtige Rolle der Therapeut*innen eingegangen, die mit viel Empathie und Fachwissen die therapeutischen Prozesse begleiten.
Ein besonderes Augenmerk wird in diesem Buch auch auf das Wohl der Tiere gelegt. Es ist von größter Bedeutung, dass Tiere artgerecht gehalten und mit Respekt behandelt werden. Eine tiergerechte Haltung und ein achtsamer Umgang sind unerlässlich, damit die Tiere ihre therapeutische Wirkung voll entfalten können und dabei selbst gesund und glücklich bleiben. Hierzu ist es wichtig, die eingesetzten Tiere gut lesen zu können, um ihr Wohlbefinden nicht zu gefährden.
Leonardo da Vinci soll gesagt haben: »Die Sprache der Tiere ist begrenzt, aber was sie damit zum Ausdruck bringen, ist wichtig und nützlich«. In diesem Buch lernen wir viel über den Ausdruck der verschiedenen Tierarten (aber auch einzelner Tiere) und wie reichhaltig die Kommunikation untereinander und mit den Menschen ist.
Verena Winkler und Niki Hug gelingt es mit Leichtigkeit, die besondere Beziehung zwischen Mensch und Tier zu würdigen. Eine Beziehung, die geprägt ist von Vertrauen, Respekt und gegenseitiger Zuwendung. Sie lehrt uns Achtsamkeit, Geduld und das einfache Glück, das in der Verbindung mit einem Lebewesen liegt.
Ich hoffe, dass Sie dieses Buch inspiriert und neue Perspektiven eröffnet. Möge es Ihnen helfen, die heilende Kraft der Tiere im therapeutischen Kontext zu entdecken und zu verstehen, wie sie sich vielfältig, individuell und gesundheitsfördernd in den Begegnungen im klinischen Kontext entfaltet.

Kreuzlingen, Februar 2025
Ann-Kristin Hörsting

Einführung

In psychiatrischen Kliniken werden Menschen mit unterschiedlichen Krankheitsbildern in erster Linie mit Psychotherapie, Pharmakotherapie und störungsspezifischen Therapien behandelt. Im Bereich der psychosozialen Therapien empfehlen die S3-Leitlinien der DGPPN die Ergotherapie, Künstlerische Therapien und Bewegungs- und Sporttherapien. Naturnahe Therapien wie die Gartentherapie oder die tiergestützte Therapie werden in den Leitlinien der DGPPN nicht erwähnt.
Gleichzeitig gewinnen Tiere in verschiedenen gesundheitsbezogenen Institutionen in den letzten Jahren zunehmend an Bedeutung. Mehrere Studien zeigen, dass Tiere und Natur eine positive Wirkung auf den Gesundungsprozess von ganz unterschiedlichen Erkrankungen haben können. Gut untersucht und in der Praxis etabliert ist die tiergestützte Arbeit mit Pferden und Hunden. Es gibt auch Belege dafür, dass Katzen eine allgemein positive Wirkung auf unsere Gesundheit haben. Insgesamt ist die wissenschaftliche Befundlage jedoch noch unzureichend, um sich ein abschließendes Urteil über die Wirkweisen und Effekte von tiergestützter Therapie bilden zu können. Insbesondere bei Kleintieren wie Kaninchen, Meerschweinchen, Hühnern sowie größeren Tieren wie Schafen und Ziegen sind tiergestützte Interventionen noch wenig untersucht und verbreitet. In den UPK Basel arbeiten wir dagegen erfolgreich mit Kleintieren sowie Schafen und Ziegen.
In unterschiedlichen psychiatrischen Kliniken sowie in den Universitären Psychiatrischen Kliniken (UPK) Basel werden Hunde in psychotherapeutischen Settings eingesetzt und teilweise auch Einsätze durch ein externes Sozialhundeteam organisiert. Zudem können in Basel Hunde in der Privatklinik und in der Klinik für Erwachsene nach Absprache mit auf die stationären Abteilungen genommen werden, ebenso kann das Personal seinen Hund mitführen, insofern die Vorgesetzten und das Team damit einverstanden sind und eine entsprechende Ruhezone für das Tier eingerichtet werden kann. Auf zwei Abteilungen leben Katzen, die Abwechslung in den Alltag der Patient*innen bringen und sich frei auf dem Gelände der Klink bewegen.
Als Fachkraft für tiergestützte Therapien ist es wichtig, auch die Bedürfnisperspektive des Tieres aufzuzeigen. Dabei sind die artgerechte Haltung, die Empfehlungen des Tierschutzes sowie die Definitionen für tiergestützte Interventionen und die internationalen Richtlinien für das Wohlbefinden der beteiligten Tiere zu berücksichtigen.
Wenn das Tier sich wohlfühlt und den Raum erhält, sein arttypisches Verhalten zu leben, sein Charakter und seine Begabungen wahrgenommen werden, kann es

seine Wirkung entfalten. Werden die Bedürfnisse beider geachtet, gelingt der Dialog zwischen Mensch und Tier. Für den Menschen wirkt sich der direkte Kontakt mit dem Tier und der fürsorgliche Umgang mit ihm gesundheitsfördernd aus.
Anhand von anonymisierten Fallbeispielen zeigen wir, wo Widerstände entstanden sind und wo positives Erleben möglich wurde. In der Arbeit mit Lebewesen müssen Vorsichtsmaßnahmen getroffen werden. Wie sehen diese aus? Worauf muss die Fachkraft achten? Diese Fragen werden wir beantworten. Und wir werden Abläufe aufzeigen, die sich bewährt haben.
Die Erfahrungen aus der Praxis werden mit wissenschaftlichen Erkenntnissen ergänzt und verknüpft. Dazu werden zunächst die wichtigsten Modelle und Konzepte vorgestellt und ein Überblick zum aktuellen Wissensstand gegeben.

Danksagung

An dieser Stelle möchten wir den vielen Personen danken, welche uns auf dem Weg zur Verwirklichung dieses Buches tatkräftig unterstützt haben:
Karin Koch vom Psychiatrie Verlag, welche uns während des gesamten Prozesses dieses Buchprojekts unterstützend, neugierig und geduldig zur Seite stand. Durch ihre Initiative ist das Buch entstanden.
PD Dr. sc. Dennis C. Turner und Dr. phil. Elisabeth Frick Tanner für das aufmerksame und interessierte Lesen unseres Manuskripts und die wertvollen Rückmeldungen und ermutigenden Worte.
Dr. med. Ann-Kristin Hörsting für das Verfassen des Vorworts und die anerkennenden Worte.
Nadine Pfaff für die zahlreichen und wundervollen Illustrationen.
Thomas Rosky der unser Manuskript gelesen korrigiert und mit unzähligen Ideen bereichert hat.
Unseren ehemaligen Patienten Basil und Manuel sowie den Patientinnen Melanie und Barbara für ihre aufschlussreichen Erfahrungsberichte und persönlichen Einblicke, welche sie uns mit ihren Beiträgen ermöglichen.
Petra Maria Kruger und Larissa Ganguin-Rimann, Andrea Jaggi und Katja Scholze, José Francisco Javier Márquez Barroso, Bettina Marti und Martina Hoby, Michael L. Pietzsch und seinen Kolleg*innen der Vincera Kliniken sowie Alexandra Schwetje, Romana Gill, Ramona Vökl-Simbeck, Christiane Degenhardt für die Beantwortung der Fragebögen und den wertvollen Einblick in unterschiedliche Praxisfelder der tiergestützten Therapie in der Schweiz, Deutschland und Österreich.

Tiergestützte Interventionen in der Psychiatrie

Das York Retreat, eine psychiatrische Klinik in England, wurde Ende des 18. Jahrhunderts von William Tuke und der Quäkergemeinschaft, der *Society of Friends* gegründet. Bekannt wurde diese Klinik, da Tuke mit dieser Institution den »unmenschlichen Irrenhäusern« ein Ende setzten wollte und Freundlichkeit und Toleranz in den Mittelpunkt rückte. Jede*r Patient*in wurde ermuntert, etwas Sinnvolles zu tun, wie Lesen, Schreiben oder Handarbeiten. Zu der Anstalt gehörten ein Garten und viele Kleintiere, welche die Patient*innen versorgen durften. In der Folge setzte sich das Modell von Tuke jedoch nicht durch und geriet in Vergessenheit.

Im Verlauf des 19. Jahrhunderts wurde in Deutschland im Zentrum für Epilepsie in Bethel die Idee von Tuke, auf die heilenden Kräfte von Tieren zu vertrauen, aufgegriffen. Diese Versuche wurden jedoch nicht dokumentiert und blieben somit für die wissenschaftliche Forschung ohne Wert (Greiffenhagen & Buck-Werner 2012). Im Jahr 1942 wurde in New York das Army Air Force Convalescent Hospital für kriegsbeschädigte und -traumatisierte Soldaten gegründet. Auch hier wurden Tiere in der Psychotherapie eingesetzt. Enten und Wild konnten in einer natürlichen Umgebung beobachtet werden, Nutztiere wurden auf dem innerbetrieblichen Bauernhof von den Patient*innen versorgt. Nach Kriegsende wurde dieses Genesungskrankenhaus aufgelöst.

Die Anfänge der tiergestützten Intervention an den Universitären Psychiatrischen Kliniken (UPK) Basel liegen in den 1960er-Jahren, als der Klinikpark mit Kronenkranichen und Sikahirschen belebt wurde. Später wurden Pferde für die Reittherapie eingesetzt sowie Kaninchen, Wollschweine, Hühner und Ziegen für die Unterhaltung der Patient*innen angeschafft. Im Jahr 1999 wurde ein Tierhaus gebaut mit dem Ziel, Patient*innen in die Arbeit mit den Tieren einzubinden. Heute werden in den tiergestützten Interventionen verschiedene Bauernhoftiere gezielt eingesetzt. (Angebote tiergestützter Therapien in der DACH-Region finden Sie im Downloadbereich des Buches; den Zugangscode zu den Materialien finden Sie auf Seite 124.

Definition der tiergestützten Therapie

In den vergangenen Jahren wurden verschiedene Formen des therapeutischen Einbezugs von Tieren zumeist unter dem Oberbegriff »Tiergestützte Interventionen« (engl. Animal-Assisted Interventions) zusammengefasst.

Die am weitesten verbreiteten Definitionen von tiergestützten Interventionen sind diejenigen der 1992 gegründeten International Association of Human-Animal Interaction Organizations (IAHAIO). Diesem Dachverband haben sich mittlerweile zahlreiche Organisationen aus aller Welt angeschlossen, die sich mit dem Thema Mensch-Tier-Beziehung beschäftigen. Die Schwerpunkte der einzelnen Organisationen liegen in den Bereichen Forschung, Praxis oder Ausbildung. Die IAHAIO hat ein Grundlagenwerk (engl. white paper) erstellt, in dem eine Terminologie für tiergestützte Interventionen festgelegt wurde. Das White Paper wurde in verschiedene Sprachen übersetzt und 2018 aktualisiert (IAHAIO 2018). Dieses Grundlagenwerk war eine Reaktion auf die zahlreichen und unterschiedlichen Terminologien, die weltweit zu den tiergestützten Interventionen kursierten. Neben der Festlegung von Terminologien und Definitionen enthält das Grundlagenwerk auch Richtlinien zur ethischen Praxis und zur Sicherstellung des Tierwohls.

Aktuell (Frühling 2024) erarbeiten verschiedene internationale Verbände, darunter die IAHAIO, die International Society for Animal Assisted Therapy (ISAAT) und die Animal Assisted Intervention International (AAII) Empfehlungen für neue Terminologien. Dies wird für die über 100 Mitgliedsorganisationen der IAHAIO mit einer Anpassungsfrist von zwei Jahren Änderungen mit sich bringen, wodurch alle Dokumente und Richtlinien angepasst werden müssen.

Um die jeweils aktuellste Version der Terminologien und Definitionen einzusehen, empfehlen wir einen Abgleich mit der IAHAIO-Website.

www.iahaio.org

Die IAHAIO-Definitionen haben grundsätzlich Vorschlags- bzw. Empfehlungscharakter und sind in ihrer Umsetzung von den lokalen Gegebenheiten abhängig. Im Folgenden sind die Definitionen von Tiergestützter Intervention, Tiergestützter Therapie und Tiergestützter Aktivität zitiert:

Tiergestützte Intervention (TGI): »Eine Tiergestützte Intervention ist eine zielgerichtete und strukturierte Intervention, die bewusst Tiere in den Bereichen Gesundheitswesen, Pädagogik und Sozialwesen (z. B. Soziale Arbeit) einbezieht und integriert, um therapeutische Verbesserungen bei Menschen zu erreichen. Tiergestützte Interventionen sind formale Ansätze, bei denen Teams von Mensch und Tier im Gesundheits- und Sozialwesen einbezogen werden und umfassen Tiergestützte Therapie (TGT), Tiergestützte Pädagogik (TGP), Tiergestütztes Coaching (TGC), unter bestimmten Voraussetzungen auch Tiergestützte Aktivitäten

(TGA). Solche Interventionen sollten anhand eines interdisziplinären Ansatzes entwickelt und durchgeführt werden«. (IAHAIO 2018)

Tiergestützte Therapie (TGT): »Tiergestützte Therapie ist eine zielgerichtete, geplante und strukturierte therapeutische Intervention, die von professionellen, im Gesundheitswesen, der Pädagogik oder der Sozialen Arbeit ausgebildeten Personen angeleitet oder durchgeführt wird. Fortschritte im Rahmen der Intervention werden gemessen und professionell dokumentiert. Tiergestützte Therapie wird von beruflich (durch Lizenz, Hochschulabschluss oder Äquivalent) qualifizierten Personen im Rahmen ihrer Praxis innerhalb ihres Fachgebiets durchgeführt und/oder angeleitet. Tiergestützte Therapie strebt die Verbesserung physischer, kognitiver verhaltensbezogener und/oder sozio-emotionaler Funktionen bei individuellen Klienten an. Die Fachkraft, welche Tiergestützte Therapie durchführt (oder der Betreuer der Tiere unter Supervision dieser Fachkraft) muss adäquate Kenntnisse über das Verhalten, die Bedürfnisse, die Gesundheit sowie die Indikatoren und die Regulation von Stress der beteiligten Tiere besitzen.« (IAHAIO 2018)

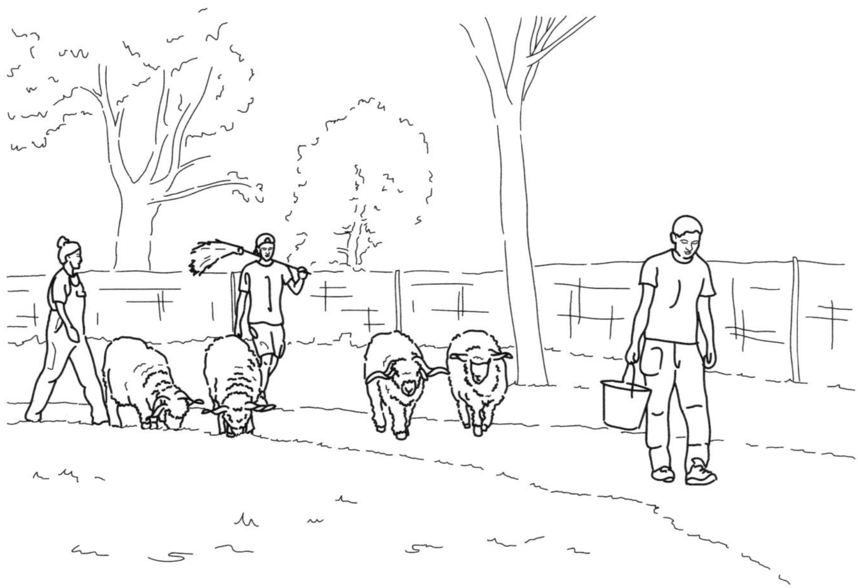

Tiergestützte Aktivitäten (TGA): »TGA sind geplante und zielorientierte informelle Interaktionen/Besuche, die von Mensch-Tier-Teams mit motivationalen, erzieherischen-bildenden oder entspannungs- und erholungsfördernden Zielsetzungen durchgeführt werden. Die Mensch-Tier-Teams müssen mindestens ein einführendes Training, eine Vorbereitung und eine Beurteilung durchlaufen haben, um im Rahmen von informellen Besuchen aktiv zu werden. Mensch-Tier-Teams, die TGA anbieten, können auch formal und direkt mit einem professionell qualifizierten Anbieter von gesundheitsfördernden, pädagogischen oder sozialen Leistungen

TABELLE 1: Das Angebot an tiergestützten Interventionen in den UPK Basel

Therapieform	Intervention
Tiergestützte Therapie **45–60 Minuten** **1 Patient*in**	In der Einzeltherapie werden störungsspezifische, zielgerichtete Interventionen mit den Patient*innen geplant. Alle Patient*innen setzen sich mit zwei Tierarten auseinander, die im Verlauf gewechselt werden können. Auf Wunsch werden alle Tiere berücksichtigt.
Tiergestützte Aktivität **60–90 Minuten** **Kleingruppe 4 Patient*innen**	Patient*innen werden in die Kontaktaufnahme mit Schafen oder Ziegen eingebunden. Anschließend werden die Schafe auf die Weide geführt, mit den Ziegen wird ein Spaziergang unternommen. Im zweiten Teil wird bei derselben oder einer anderen Tierart ausgemistet und das Futter vorbereitet. Während des Fütterns wird noch Zeit mit dem Tier verbracht.
Tiergestützte Fördermaßnahmen **45–60 Minuten** **Kleingruppe 4 Patient*innen**	Patient*innen werden bei der Abteilung von den Tieren (Ziegen, Schafe) zum Spaziergang abgeholt.
Arbeitsorientiertes Belastungstraining mit Tieren **2–4 Stunden** **1–2 Patient*innen**	Patient*innen erhalten Aufträge, z. B. unter Anleitung die Umgebung und Tiere für das Gruppensetting vorbereiten, Fütterung, medikamentöse Behandlung, Boxen ausmisten, Futter vorbereiten, umzäunen.

hinsichtlich spezifischer und dokumentierter Zielsetzungen zusammenarbeiten. In diesem Fall arbeiten sie im Rahmen einer Tiergestützte Therapie oder TGP, die von einer professionellen, einschlägig ausgebildeten Fachkraft in ihrem jeweiligen Fachgebiet durchgeführt wird. Beispiele für TGA umfassen tiergestützte Hilfe bei Krisen, die darauf abzielt, Menschen nach einer Traumatisierung, einer Krise oder Katastrophe Trost und Unterstützung zu geben oder auch einfache Tierbesuchsdienste für Bewohner von Pflegeheimen. Die Person, welche TGA durchführt, muss adäquate Kenntnisse über das Verhalten, die Bedürfnisse, die Gesundheit und die Indikatoren von Stress der beteiligten Tiere besitzen.« (IAHAIO 2018)

Effekte, Ziele	Fachpersonal
• Sich auf die eigenen Emotionen einlassen, diese wahrnehmen und formulieren lernen • Eigene Bedürfnisse und das Gegenüber (Tier) als eigenständiges Wesen mit eigenen Gefühlen und Bedürfnissen wahrnehmen und akzeptieren lernen • Empathie entwickeln • Sinneswahrnehmung aktivieren: Sehen, Tasten, Riechen, Schmecken, Hören • Selbstwirksamkeit erfahren, eigene Strategien umsetzen	• Soziales Fachpersonal mit abgeschlossener Weiterbildung CAS-Tiergestützte Therapie • Beim ersten Spaziergang mit den Tieren ist zusätzlich ein*e weitere*r Mitarbeiter*in dabei.
• Sinneswahrnehmung aktivieren • Fürsorge erleben beim Massieren und Streicheln sowie beim Eingehen auf die Bedürfnisse der Tiere • Selbstwirksamkeit erfahren beim Anführen der Tiergruppe und beim Ausführen von Aufgaben rund ums Tier • Sich dabei aktiv und kompetent erleben • Teamarbeit gestalten, sich absprechen und gegenseitig unterstützen	• Soziales Fachpersonal in oder mit abgeschlossener Weiterbildung CAS-Tiergestützte Therapie oder angelernt • Beim Spaziergang mit den Tieren ist ein*e weitere*r Mitarbeiter*in mit dabei. Sind »tiererfahrene« Patient*innen in der Gruppe, ist die therapeutische Fachkraft allein.
• Gemeinsamkeit in der Gruppe und mit den Tieren erleben • Sich öffnen für neue Themen, die Natur erleben, Tiere beobachten	• Soziales Fachpersonal oder Studierende in Ausbildung, die Erfahrung mit Tieren haben. • Beim Spaziergang mit den Tieren ist jeweils ein*e weitere*r Mitarbeiter*in anwesend.
• Psychische und physische Grenzen wahrnehmen und respektieren lernen • Handlungsfähigkeit im Alltag üben und erweitern • Selbstständig und verantwortungsvoll Aufgaben ausführen	• Dipl.-Tierpfleger*in und Zivildienstleistende*r

Tiergestützte Interventionen an den UPK Basel

Die tiergestützten Interventionen in den UPK orientieren sich an den Empfehlungen der IAHAIO. Qualifiziertes Gesundheitspersonal mit dem Abschluss in »Certificate of Advanced Studies (CAS) Tiergestützte Interventionen« leitet neue Mitarbeiter*innen an, wie sie mit Tieren und Menschen arbeiten können. Angelehnt an die Kriterien des IAHAIO haben wir Gruppen für störungsspezifische Krankheitsbilder und für den Wiedereinstieg in den beruflichen Alltag aufgebaut.

Die zeitliche Teilnahme richtet sich nach dem Befinden der Patient*innen, die Inhalte nach Indikation, Ressourcen und Möglichkeiten.

Die Mensch-Tier-Beziehung im Laufe der Geschichte

Betrachtet man die Beziehung zwischen Mensch und Tier in der Geschichte, so wird deutlich, dass Tiere immer schon eine Anregung für die menschliche Entwicklung dargestellt haben.

Tiere spielten in allen Kulturen eine bedeutende Rolle.

Bereits in den ersten Höhlenmalereien tauchen Tiere als Motive auf. Das Tier scheint ein immer wiederkehrender Begleiter des Menschen gewesen zu sein und seine Fantasien stark beeinflusst zu haben, wobei der Mensch das Tier sowohl geächtet als auch vergöttert hat. Der Wandel der gesellschaftlichen Stellung des Tieres und seiner Nutzung wird auch durch die soziale und kulturelle Entwicklung des Menschen beeinflusst. »Die Mensch-Tier-Beziehung kann somit nicht losgelöst von dem Gesamtkontext menschlicher Kultur und Gesellschaft gesehen werden.« (Olbrich & Otterstedt 2003, S. 15) Biologen und Verhaltensforscher weisen immer wieder auf die große Ähnlichkeit zwischen Tier und Mensch hin. Die Wissenschaften öffnen uns heute erneut die Augen für Verbindungen, die eine tiefe Gemeinschaft zwischen Tier und Mensch vermuten lassen (Greiffenhagen & Buck-Werner 2012).

Dass das Zusammenleben mit Tieren das Wohlbefinden und die Lebensfreude vieler Menschen steigert, wurde schon früh vermutet und bereits im 18. Jahrhundert von William Tuke (siehe Seite 21) in der klinischen Praxis umgesetzt. Später wurden Tiere auch während des Zweiten Weltkriegs in tiergestützter Psychotherapie bei traumatisierten Soldaten eingesetzt, insbesondere um deren Stimmung und Motivation zu verbessern (Greiffenhagen & Buck-Werner 2012). Eine systematische Erforschung und Dokumentation der Erkenntnisse blieb jedoch zunächst aus. Die ersten wissenschaftlichen Untersuchungen zur Wirkung von Tieren auf Menschen, die bis heute dokumentiert sind, wurden in den 1960er-Jahren von dem amerikanischen Kindertherapeuten Boris Levinson durchgeführt. Der Fokus lag dabei auf der physischen, psychischen und sozialen Befindlichkeit des Menschen. Die damals von ihm publizierten positiven Wirkungen von Tieren auf den Menschen legten den Grundstein für den gezielten therapeutischen Einsatz in der Praxis und die weitere Forschung.

Das folgende Zitat von Erhard Olbrich gibt eine eindeutige Antwort auf die Frage, welche Bedeutung die Mensch-Tier-Beziehung für den Menschen hat:

» Die uralten, evolutionär bewährten Prinzipien des Zusammenlebens mit anderen Lebewesen sind für die Lebensgestaltung der Menschen im 21. Jahrhundert nach wie vor gültig. Sie prägen unser Leben ebenso wie die Kultur und das effiziente, nach wissenschaftlichen und technologischen Erkenntnissen geführte Leben. Wir sind auf eine Verbundenheit mit Tieren, mit dem gesamten belebten und unbelebten Kosmos angewiesen. Gehen wir aus dieser Verbundenheit heraus, dann reduzieren wir unsere Lebensmöglichkeiten, dann schränken wir unsere Gesundheit und unsere Lebensqualität selber ein. « (Otterstedt 2012, S. 10)

Die Biophilie-Hypothese

Die Biophilie-Hypothese wird häufig als theoretischer Ansatz herangezogen, um die Wirkungsweise von tiergestützten Interventionen zu erklären. Biophilie (griech. Bios, »Leben«, und philia, »Liebe«) heißt so viel wie »Liebe zum Leben« oder »Liebe zu allem Lebendigen«.

Die Verbundenheit mit Tier und Natur ist Teil des menschlichen Entwicklungsprozesses.

Der Soziobiologe Edward O. Wilson führte in seiner Biophilie-Hypothese aus, dass der Mensch seit der Frühzeit eine biologisch begründete Verbundenheit mit der Natur und anderen Lebewesen bildete, die ihn prägte und beeinflusste während seines evolutionären Entwicklungsprozesses. Vernooij und Schneider (2018) resümieren, dass diese Verbundenheit nicht einfach ein Instinkt ist, sondern die Komplexität von Verhalten, Gefühlen, geistigen Fähigkeiten, Ästhetik und sogar die spirituelle Entwicklung des Menschen umfasst. Der Wille zum Leben und die Fähigkeit, diesen auch in anderen Lebewesen zu sehen, zu respektieren und sich daran zu erfreuen, haben sich vermutlich als Überlebensvorteil erwiesen. Die Sinnesausstattung der Tiere ermöglicht es, Gefahren, insbesondere Umweltveränderungen, viel früher wahrzunehmen als der Mensch. Tiere signalisieren durch ihr Verhalten Entspannung oder Anspannung, Sicherheit oder Gefahr (Vernooij & Schneider 2018). Biophilie beinhaltet also nicht nur die positive Verbundenheit des Menschen mit der Natur und den Tieren, sondern auch negative Vermeidungssignale durch Gefahren, wie z. B. die Verbreitung der Angst vor Schlangen und Spinnen. Inzwischen hat sich die Technisierung und Urbanisierung unserer Umwelt erheblich verstärkt, während sich der Mensch dieser rasanten Entwicklung nur verzögert und ungenügend angepasst hat. Für eine persönliche, geistige oder emotionale gesunde Entwicklung wird es daher wieder notwendig, erneut die Verbundenheit mit der Natur und den Tieren zu suchen oder eine Beziehung zu einem Tier einzugehen (Olbrich & Otterstedt 2003).

Die Biophilieforschung hat sich lange Zeit auf die positive Beziehung zwischen Mensch, Tier und Natur konzentriert. In den Anfängen der wissenschaftlichen Untersuchungen stand im Vordergrund vor allem der Nutzen, den Menschen aus der Interaktion mit Tieren ziehen, oder die wohltuende Wirkung, die natürliche Landschaften auf den Menschen haben. Forschungen zur Wirkung der Natur auf den Menschen zeigen nicht erst beim Spaziergang durch Wiesen und Wälder positive Effekte auf die Zufriedenheit des Menschen. Am Arbeitsplatz reicht bereits der Blick durch das Fenster in die Natur, um das subjektive Wohlbefinden und die Produktivität am Arbeitsplatz zu steigern (Shin 2007). Im Rahmen der Biophilieforschung zu Tieren haben wissenschaftliche Untersuchungen gezeigt, dass Kinder ein instinktives Interesse an lebenden Tieren haben, welches deutlich über das an bewegten, unbelebten Objektiven hinausgeht (DeLoache u. a. 2011). Die sogenannte Animal monitoring hypothesis besagt, dass Menschen als Folge unserer Evolution über speziell ausgebildete Aufmerksamkeitsprozesse verfügen, um lebende Tiere zu erkennen und zu beobachten (New u. a. 2007). Eine Studie mit Neugeborenen (Simion u. a. 2008) lässt vermuten, dass unser visuelles Wahrnehmungssystem bereits bei der Geburt eine Präferenz der Aufmerksamkeit für biologische Bewegungsmuster aufweist. Neuere Untersuchungen (Loucks u. a. 2023) deuten darauf hin, dass zusätzlich die Klasse des Tieres entscheidend dafür ist, wie schnell wir unsere Aufmerksamkeit auf ein Tier richten. Klasse bezieht sich hier auf eine Rangstufe in der hierarchischen Taxonomie nach Linné, die folgende Tierklassen unterscheidet: Säugetiere, Amphibien, Reptilien, Insekten und Vögel. Die Untersuchungen von Loucks u. a. deuten darauf hin, dass Säugetiere im Vergleich zu den anderen Klassen (Vögel, Insekten, Reptilien, Amphibien) signifikant schneller erkannt werden. Die Forschung hierzu steht allerdings erst am Anfang. Die bisherigen Erkenntnisse zeigen jedoch, dass die Tierspezies in der Mensch-Tier-Beziehung und vor allem auch in tiergestützten Interventionen berücksichtigt werden muss und dies bereits bei basalen Aufmerksamkeitsprozessen beginnt.

Die Du-Evidenz als Voraussetzung sozialer Mensch-Tier-Beziehungen

» Da, wo der Respekt gegenüber dem Baum, der Pflanze, dem Tier fehlt, da verliert sich auch der Respekt gegenüber dem Menschen. Der Respekt gegenüber Leben entsteht vor allem aber in der persönlichen Begegnung mit dem Lebendigen: mit der Natur, dem Tier, letztlich mit dem Menschen, dem Du und dem eigenen Ich. « (Otterstedt 2015, S. 27)

Ähnliche Bedürfnisse und Emotionen sind die Grundlage der Mensch-Tier-Beziehung.

Die Du-Evidenz dient als ein weiterer Erklärungsansatz, um die Wirkungsweise tiergestützter Interventionen zu begründen. Sie basiert auf der Annahme, dass zwischen Menschen und höheren Tieren Beziehungen möglich sind, die den innerartlichen entsprechen. Voraussetzung ist eine gemeinsame Basis des gegenseitigen Verstehens und das Bedürfnis nach Nähe und Zuneigung. Meist geht die Initiative vom Menschen aus, es gibt aber auch Fälle, in denen sich Tiere einen Menschen als Du-Partner wählen (Greiffenhagen & Buck-Werner 2012). Dabei handelt es sich um ein subjektives Erleben, das weniger auf der kognitiven als vielmehr auf der sozio-emotionalen Ebene wirkt (Vernooij & Schneider 2018).

MAURICE, ein elfjähriger Junge, wurde nach zwei notfallmäßigen Hospitalisationen und einem Suizidversuch mit Concerta in die Kinder- und Jugendpsychiatrie überwiesen. Bis dahin lebte er mit seinen berufstätigen Eltern und zwei Schwestern zusammen. Bei Schuleintritt wurde das Thema ADHS bekannt. Auf der Kinderpsychiatrischen Abteilung hatte er enorme Schwierigkeiten, sich anzupassen, er verfiel in große Passivität und Vermeidung und zeigte zunehmend ein depressives Verhalten.
Zu Hause hatte er eine Katze, die er vermisste. Als er die tiergestützte Therapie besuchte, zeigte er ein sensibles Einfühlungsvermögen im Umgang mit Tieren. Seine ganz besondere Zuneigung galt dem Kaninchen Niggi. In ihm fand er sein Gegenüber, Niggi wurde sein Freund. Er kannte und respektierte die Signale des Tieres und konnte es ausgiebig streicheln. Es verging keine Therapiestunde, in der das Kaninchen Niggi nicht zu ihm kam oder Maurice das Kaninchen aufsuchte, um zu sehen, wie es ihm ging. Regelmäßig brachte er ihm gesammelte Kräuter und Gräser mit. ■

Positive Anthropomorphisierung bedeutet, dass Tieren menschliche Eigenschaften zugeschrieben werden. Dies stellt in den tiergestützten Interventionen einen spannenden Umstand dar, weil Menschen Tiere als Identifikationsmöglichkeit wahrnehmen. Dazu kommt die Du-Evidenz als subjektives Erleben zum Tragen und bezieht sich auf das Verhältnis und die Einstellung einer Person zu einzelnen Individuen einer Tierart. Die Anthropomorphisierung bezieht sich in der Regel auf eine bestimmte Tierart.

KLAUS, ein 28-jähriger Patient mit Verhaltenssüchten, war in der Klinik wegen Spielsucht und wurde für die tiergestützte Therapie angemeldet, da er unter Grübelgedanken litt, welche sich negativ auf die Stimmung und Konzentrationsfähigkeit auswirkten. Klaus war fasziniert von den Meerschweinchen. Tamyna, eines der neuen Meerschweinchen, war gerade dabei, die anderen Meerschweinchen kennenzulernen. Dafür wurden die beiden Gehege wieder nebeneinandergestellt und über eine Brücke verbunden. Klaus beobachtete die offene Zusammenführung und die ersten Direktkontakte unter den Tieren. Dabei stellte er fest, dass Tamyna am ehesten seinem Verhalten entsprach. Sie war scheu und zurückhaltend, verteidigte jedoch mutig das Gehege, wenn die anderen Meerschweinchen ihr Zuhause aufsuchen wollten. Klaus erklärte, dass er eher still und zurückhaltend sei, aber wenn ihm jemand zu nahekomme, es ihm unangenehm sei oder sich etwas abzeichne, was er nicht wolle, äußere er sich deutlich. Klaus entwickelte zu Tamyna eine besondere Beziehung und achtete beim Füttern darauf, ihr eine größere Portion zukommen zu lassen, damit sie nicht zu kurz kam. Beim Füttern der Meerschweinchen erlebte er sich als entspannt und präsent. Nach der Stunde formulierte er positive Gefühle und Gedanken. ■

Um das Gegenüber einer anderen Spezies als »Du« wahrzunehmen und verstehen zu können, bedarf es einer gemeinsamen Ausdrucksebene. Sie ist die Grundlage des Kontaktes. Für solche Beziehungen bevorzugen Menschen eher Tiere, die in Verbänden, Herden und Rudeln leben. Diese Tierarten haben auch das Bedürfnis nach Nähe und können daher gewisse Grundbedürfnisse des Menschen, wie Nähe und Zuneigung, stillen (Schöll 2015). Es ist die subjektive Gewissheit, dass es sich bei einer solchen Beziehung um Partnerschaft handelt, in der die sozio-emotionale Ebene angesprochen wird (Greiffenhagen & Buck-Werner 2012). Bei domestizierten Haustieren kann man die Beziehung zu diesen auch daran erkennen, dass man ihnen einen Namen gibt, was auch als Zeichen der Zuneigung gesehen werden kann. Durch unseren Umgang mit Haus- und Nutztieren können wir einiges über unseren Umgang mit uns selbst und unseren Mitmenschen erfahren. Wenn wir mit Tieren, die in menschlicher Obhut leben, in einen Dialog treten, schenken wir ihnen Zeit und Aufmerksamkeit. Wir beobachten und studieren, wie sie reagieren und welche Bedürfnisse sie haben. Die Mensch-Tier-Beziehung führt uns zurück zur Mensch-Mensch-Beziehung und daraus können wir für das soziale Miteinander einen Nutzen ziehen.

JIMMY, ein neunjähriger Junge, lebte zusammen mit seiner Mutter in einer Pflegefamilie. Seine Mutter verstarb an einer Überdosis. Danach wohnte er bei seinem leiblichen Vater, der Stiefmutter und der sechs Monate alten Halbschwester. Mit der Halbschwester ging er sehr fürsorglich um. Schwierigkeiten zeigten sich in der Schule: Wenn Anforderungen an ihn gestellt wurden, zeigt er ein sehr respektloses Verhalten. Er wurde impulsiv bei Unzulänglichkeiten und zeigte starke Gefühlsschwankungen als Reaktion auf ein emotionales Trauma.
Eine besondere Beziehung hatte er zu den Hühnern. Am Abend begleitete er sie in die Hühnerbox und bereitete ihnen zwei Fitnessteller zu, auf denen er geraffelte Karotten, Mais und Hüttenkäse mit Kümmel- und Fenchelsamen, Kohle und getrockneten Würmer kombinierte. Als er die beiden Teller in die Box stellte,

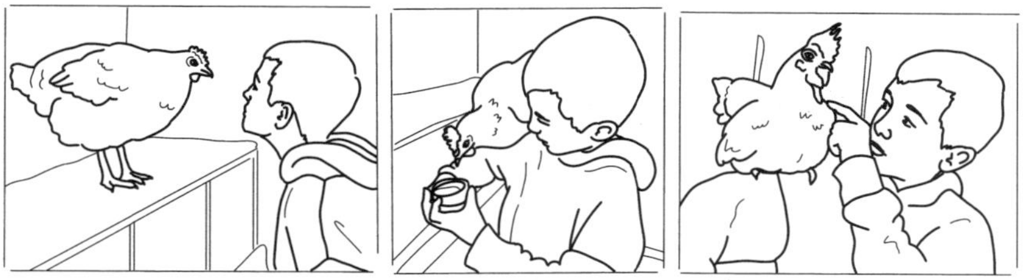

beobachtete er sehr aufmerksam das Verhalten der Hühner. Er bemerkte, dass das weiße Huhn Pia von den anderen Hühnern nicht ans Futter gelassen wurde. Er holte einen zusätzlichen Teller, damit auch Pia ungestört essen konnte.
Jimmy überlegte sich, wie er die Hühner trainieren könnte. Als eines der Ziele wollte er das Selbstvertrauen von Pia stärken, damit sie mehr Platz in der Hühnergruppe bekam. Ein weiteres Ziel war, dass die Hühner und der kleine Hahn Manitu von sich aus auf seinen Arm steigen, damit er sie tragen und balancieren kann. Als die Hühner auf den Sitzstangen saßen, suchte er die Nähe von Pia. Er stellte sich direkt vor Pia, die abseits saß, sprach mit ihr und zeigte mit der Hand an, dass sie sich auch auf die Stange zu den anderen Hühnern setzen könne. Er schimpfte mit einem anderen Huhn, das Pia wegdrängte. Sie sollten sich doch untereinander vertragen, es hätten alle genug Platz. Pia blieb auf der Stange sitzen, solange Jimmy mit im Hühnerstall war.
Er schaffte es auf Anhieb, den kleinen Hahn Manitu auf dem Arm zu balancieren. Mit getrockneten Mehlwürmer als Belohnung blieb der Hahn auf seinem Arm stehen und setzte sich. Jimmy freute sich sehr darüber. In der folgenden Stunde übte er mit dem Huhn Pia. Da dies nicht auf Anhieb klappte, suchte er nach Lösungen und überlegte, wie er das nächste Mal besser mit dem Huhn arbeiten könnte, damit es die Angst vor ihm verlor und wie er ihm helfen könnte, noch mehr Selbstvertrauen aufzubauen.
Jimmy war bei der Arbeit mit den Hühnern ausdauernd und geduldig. Fürsorgliche Aspekte, wie sich um das Wohlbefinden anderer zu kümmern, sich in der Gruppe durchzusetzen und eigene Rechte einzufordern, wurden dabei sehr deutlich. ■

Bindungsstile und Mensch-Tier-Beziehungen

Dieses Kapitel befasst sich mit der Bindungstheorie und zeigt, wie die Theorie mit der Mensch-Tier-Beziehung in Verbindung gebracht werden kann. Hierbei handelt sich um eine Zusammenfassung der bisher wichtigsten Erkenntnisse und aktuellen Annahmen. Für eine differenzierte Betrachtung der Bindung von

Mensch und Tier sei auf das Buch von Julius u. a. (2014) verwiesen, die psychologische, neurobiologische und evolutionsbiologische Grundlagen zusammengetragen und daraus ein wissenschaftliches Erklärungsmodell entwickelt haben.

Die Bindungstheorie

Die Ursprünge der Bindungstheorie gehen auf den britischen Kinder- und Jugendpsychiater John Bowlby (1907–1990) zurück. Später wurde die Theorie von der kanadischen Kinderpsychologin Mary Ainsworth (1913–1999) weiterentwickelt, die selbst bei Bowlby gelernt hatte. Für die Entwicklung der Bindungstheorie kombinierte Bowlby verschiedene Disziplinen der Psychologie. Im Wesentlichen besagt seine Theorie, dass Säuglinge bereits in den ersten Lebensjahren aufgrund genetischer Prädisposition starke emotionale Bindungen zur primären Elternfigur aufbauen. Besonders in bedrohlichen Situationen sucht ein Säugling in der Regel bei seiner Mutter Schutz und Sicherheit. Man geht davon aus, dass diese Muster sehr prägend und wegweisend sind für das gesamte Leben. Die frühen Bindungsmuster zur Hauptbezugsperson können sich jedoch auch mit alternativen Bezugspersonen neuformieren. Dies kann eintreten, wenn beispielsweise die Großmutter oder eine Tante die Rolle der schutzgebenden Person übernimmt. Letztlich ist für eine robuste und resiliente kindliche Entwicklung essenziell, dass die Bedürfnisse des Kindes nach Bindung aufmerksam und angemessen erfüllt werden. Bei der schutzgebenden Person, spricht man dabei von einem Fürsorgeverhalten, das eng mit dem Bindungsverhalten des Kindes verknüpft ist. Je nachdem, wie sich nun die Bindungserfahrungen des Kindes ausgestalten, kann sich ein unterschiedlicher Bindungsstil entwickeln. Die nebenstehende Tabelle unterscheidet die vier unterschiedlichen Typen, die in der Literatur weit verbreitet sind und auch in der klinischen Praxis als Bezugsrahmen dienen (vgl. Grossman & Grossmann 2003).

Das Bindungsverhalten bei tiergestützten Interventionen

Beispiel TGT bei distanziertem Bindungsmuster mit sicheren Anteilen

LEONIE, ein 13-jähriges Mädchen, wurde von den Eltern auf Anraten der ambulanten Therapeutin auf der Kinderpsychiatrischen Abteilung angemeldet. Leonie leidet an einer ausgeprägten Zwangsstörung und Essstörung und besucht schon seit dem fünften Lebensjahr die Therapie. Ursprünglich litt sie unter Trennungsängsten, die durch die Corona-Pandemie noch verstärkt wurden.
Leonie wurde zweimal beim Notfalldienst der UPK für Kinder und Jugendliche angemeldet, da sich die Symptomatik weiter zuspitzte und die Mutter trotz regelmäßiger Unterstützung durch die Spitex (spitalexterne Hilfe) an ihre Grenzen kam.

TABELLE 2: **Bindungsstil und entsprechendes Fürsorge- und Bindungsverhalten** (nach Julius u. a. 2014)

Bindungsstil	Fürsorgeverhalten (Mutter) und Bindungsverhalten (Kind)
Sichere autonome Bindung	Durch zugewandtes und einfühlendes Fürsorgeverhalten der Bezugsperson entsteht ein Gefühl von Sicherheit und Vertrauen beim Kind gegenüber neuartigen Situationen, Menschen und Tieren. Das Kind ist zuversichtlich, dass die Bezugsperson in bedrohlichen Situation verfügbar ist.
Unsicher-vermeidende Bindung	Das Fürsorgeverhalten zeichnet sich durch Abweisung und wenig Mitgefühl aus. Dadurch ist das Kind unsicher, ob die Bezugsperson in bedrohlichen Situationen verfügbar ist. Das Kind versucht, seine Bedürfnisse nach Schutz und Zuwendung zu verbergen.
Unsicher-ambivalente Bindung	Das Fürsorgeverhalten ist inkonsistent und durch Unachtsamkeit gekennzeichnet. Dies löst beim Kind verschiedene Reaktionen in Bezug auf Nähe und Distanz aus. Das Kind kann seine eigenen Bedürfnisse nicht richtig einordnen. Die Exploration der Umwelt ist beeinträchtigt. Dieser Bindungsstil steht häufig im Vordergrund bei Angststörungen, Phobien, Schlafstörungen sowie Aufmerksamkeits- und Lernstörungen.
Desorganisierte Bindung	Das Bindungsverhalten ist geprägt durch Vernachlässigung und Misshandlung. Das Kind hat keine klare Bindungsstrategie. Stattdessen wechselt es zwischen Erkunden, Nähe suchen, Vermeidung und Annäherung hin und her. Es besteht kein Vertrauen in die Umgebung. Die Reaktion auf Nähe kann unterschiedlich sein, traurig, depressiv, wütend oder impulsiv und aggressiv.

Seit sie ein Kleinkind ist, leben die Eltern getrennt. Leonie hat einen innigen vertrauensvollen Kontakt zur Mutter, den Vater trifft sie nur sporadisch. Leonie hat große Angst, sich irgendwo anzustecken oder sich zu vergiften. Sie muss sich immer wieder die Hände waschen und hat Angst vor dem Schlucken, da sie befürchtet, etwas Giftiges zu verschlucken, z. B. beim Zähneputzen. Die Probleme beim Schlucken hätten ihrer Meinung nach auch Auswirkungen auf das Ess- und Trinkverhalten. Deswegen habe sie teilweise nichts mehr zu sich genommen. Auf der Abteilung zieht sie sich auf das Zimmer zurück und interagiert wenig mit den anderen Kindern. Sie kommuniziert oft nur mit Gestik und Mimik und spricht, wenn überhaupt, mit sehr leiser Stimme.

Als Leonie die tiergestützte Therapie zum ersten Mal aufsucht, spricht sie sehr leise. Sie wirkt schüchtern, höflich und sehr unsicher, baut jedoch schnell einen vertrauensvollen Kontakt zu den Meerschweinchen und Kaninchen auf.
Große Schwierigkeiten bereitet es ihr, eigene Bedürfnisse zu benennen und Entscheidungen zu treffen. Sie reagiert mit zuckenden Schultern und hofft darauf, dass die Therapeutin die Entscheidung für sie trifft. Sollte sie das Gemüse für die Tiere vorbereiten, sitzt sie reglos auf dem Stuhl vor dem Tisch mit den Nahrungsmitteln und wartet ab, bis ihr gesagt wird, welches Obst oder Gemüse sie zerkleinern darf. Gemeinsam wird beschlossen, dass sie lernt, selbstbestimmter zu werden, kleine Entscheidungen alleine zu treffen (welches Gemüse verfüttert wird), im Kontakt mit den Tieren zu erkennen, was zu tun ist – ohne ständige Rückversicherung und Entscheidung der Therapeutin. Der ganze Ablauf, der damit beginnt, die Türe selbst zu öffnen, das Tierhaus zu betreten, die Jacke aufzuhängen, die Tiere zu begrüßen etc., wird detailliert besprochen. Und Leonie wird ermutigt, diese Aufgaben selbstständig durchzuführen.
Leonie ist schon bald dabei, eine Aufgabe nach der anderen umzusetzen. Das eigenständige Handeln stärkt ihr Vertrauen und sie beginnt zunehmend von sich aus, wenn auch noch immer mit sehr leiser Stimme, sich mitzuteilen. Oft lässt sie sich von einem anderen Kind ins Tierhaus begleiten und zeigt ihm die Tiere und ihre Aufgaben.

Der sich wiederholende Ablauf schafft Sicherheit und Selbstvertrauen.

Bei den Katzen reagiert sie anfangs unsicher, doch der ritualisierte Ablauf hilft ihr, selbstständiger zu werden und Vertrauen aufzubauen. Sie streichelt und füttert die Katzen liebevoll. Bei den Meerschweinchen bekommt ein Tier Schmerzmittel, damit es isst. Leonie hört aktiv zu, als ihr erzählt wird, dass Meerschweinchen auch manchmal mit Heubrei gefüttert werden müssen, damit sie nicht verhungern. Sie wirkt sichtlich gerührt. Mithilfe von Gefühlskarten wird Leonie ermutigt, über ihre Gefühle zu sprechen. Sie wählt sich drei Karten aus und erzählt, wie sie sich vor Beginn der tiergestützten Therapie und am Ende der Stunde gefühlt hat. Um den Zugang zu sich selbst zu finden, zu spüren, was ihr gefällt und guttut, entscheidet Leonie in jeder Stunde neu, mit welcher Tierart sie arbeiten möchte. Sie genießt den Spaziergang mit den Schafen. Das andere Mal ist sie lieber bei den Ziegen und hilft mit, Äpfel und Zwetschgen aufzulesen. Das Obst kann sie mit auf die Station nehmen, wo sie es mit Freude verschenkt. Ihre Stimmung wechselt, an manchen Tagen ist sie lebhaft und lacht, an anderen Tagen ist sie zurückhaltend, traurig und abwesend.
Leonie beginnt, mehr zu sprechen und antwortet häufiger in längeren Sätzen. Sie zeigt Freude, wenn sie die Nüsse, die sie mitgebracht hat, an die Ziegen verfüttert. Sie lacht mehr und amüsiert sich über das Verhalten der Tiere. Beim Ziegenspaziergang übernimmt sie die Führung, wirkt selbstsicher und entscheidet eigenständig, welcher Weg genommen wird. Sie lässt sich davon auch nicht abbringen,

wenn sich die Tiere anders als erwartet verhalten und tritt selbstbewusst auf. Im Umgang mit den Meerschweinchen ist sie gewohnt liebevoll und fürsorglich und füttert sie geduldig.
Leonie holt nach Absprache allein Gemüse aus dem anderen Tierhaus und geht dabei selbstsicher vor. Sie erzählt, dass sie diese Woche ängstlich und aufgeregt ist, weil darüber beraten wird, ob sie in die externe Schule gehen kann und sie nicht weiß, wie es am nächsten Tag sein wird. Wenn sie sich so ängstlich fühle, würde sie sich am liebsten »unter einem Teppich verkriechen«, sagt sie. Gemeinsam mit der Therapeutin erarbeitet sie, in welchen Situationen sie sich so fühlt. Dazu beobachtet sie mit der Therapeutin ähnliche Situationen bei Meerschweinchen und Kaninchen (Wann verstecken sich die Meerschweinchen im Häuschen, wann zieht sich das Kaninchen in seinen Bau zurück?) und erstellen dazu eine Zeichnung. In der nächsten Stunde betrachten sie die Zeichnung noch einmal.
Beim Füttern der Meerschweinchen erzählt sie, dass sie von den Meerschweinchen gelernt habe, dass es oft gar nicht so schlimm ist, wenn man sich in Angstsituationen überwindet und sich seiner Angst stellt. So wie die Meerschweinchen, die sich bei Angst (z. B. wenn sie sich erschrecken) immer wieder in ihren Häuschen verkriechen und dann nach einiger Zeit wieder herauskommen und bei den nächsten Malen immer schneller herauskommen, weil sie merken, dass es gar nicht so schlimm ist.

Leonie lernt von den Meerschweinchen, dass Angst gar nicht so schlimm ist und vorübergeht.

Leonie baute Beziehungen zu den Tieren auf und war von Anfang an liebevoll, fürsorglich und geduldig im Umgang mit ihnen. Bei den regelmäßigen Spaziergängen mit den Schafen und Ziegen übernahm sie immer selbstsicherer die Führung und zeigte Freude daran, dass die Tiere ihr (auch ohne Sprache) folgten. Auch bei den anderen Tätigkeiten, wie zum Beispiel dem Füttern der Meerschweinchen, wurde Leonie mit der Zeit immer selbstständiger und konnte kleine Entscheidungen im Umgang mit den Tieren treffen. Im sozialen Kontakt war sie stets freundlich und dankbar. Teilte sie sich zu Beginn nur ab und zu mit leiser Stimme mit, redete sie mit der Zeit immer mehr und sprach auch offen über ihr Befinden. Sie berichtete, dass sie sehr gerne Zeit mit Tieren verbringe und sich im Tierkontakt offener erlebe. Die Stunde endete jeweils damit, dass sie von den Ziegen oder Schafen zu ihrer Abteilung begleitet wurde. Leonie verabschiedete sich nach jedem Treffen von den Tieren und der Therapeutin und bedankte sich für die Stunde, die sie mit den Tieren verbringen konnte. ■

Wie bereits angedeutet, verfestigen sich die bereits in der Kindheit etablierten zwischenmenschlichen Bindungserfahrungen bis ins Erwachsenenalter als mentale Repräsentationen. Die in der Tabelle aufgelisteten Bindungsstile verdeutlichen, dass sich je nach Bindungserfahrung ein sehr unterschiedliches Verhalten im späteren zwischenmenschlichen Kontakt zeigen kann. Sichere Bindungserfahrungen können Stabilität und Vertrauen für neue Beziehungserfahrungen ermöglichen. Unsichere Eltern-Kind-Bindungen können sich im späteren Leben negativ auswirken. So kann beobachtet werden, dass Kinder, die vernachlässigt wurden oder gar Missbrauch erlebten, dies noch im Erwachsenenalter auf neue Beziehungen übertragen und sich dadurch, insbesondere im Kontakt mit fremden Menschen, zurückhaltend und ängstlich verhalten. Diese Zurückhaltung, Vermeidung und Ängstlichkeit kann sich im therapeutischen Setting auch auf die Therapeut*innen übertragen.

Starre Bindungsmuster können sich auflösen.

Tier-Mensch-Beziehungen haben das Potenzial, die in der Kindheit verfestigten Bindungsmuster aufzulösen (Julius u. a. 2010). Dies wird darauf zurückgeführt, dass Menschen von den Tieren geringere Bedürfnisse, Ansprüche und eine weniger hohe kognitive Komplexität erwarten. Der Kontakt mit Tieren kann bei unsicheren Menschen Anspannung und Stress reduzieren, da sie Tieren beispielsweise keine bösen Absichten unterstellen würden. Bei der Bindung zum eigenen Haustier überwiegt eine sichere Bindung deutlich gegenüber den übrigen Bindungsstilen. Das ist besonders erstaunlich, da dies auch für traumatisierte Menschen gilt, bei welchen in einer Studie mit 82 % der sichere Bindungsstil zum eigenen Hund ebenfalls klar überwiegt, während sich gleichzeitig in zwischenmenschlichen Beziehungen selten Anzeichen für einen sicheren Bindungsstil beobachten lassen (Julius u. a. 2010). Bisherige Untersuchungen haben gar gezeigt, dass es keinen Zusammenhang zwischen dem eigenen Bindungsstil und der entsprechenden Bindung zu seinem Haustier gibt (Beck & Madresh 2008).

Es ist jedoch nicht umfassend geklärt, inwieweit sich die zwischenmenschlichen Bindungs- und Fürsorgebeziehungen direkt mit denjenigen von Mensch und Tier vergleichen lassen. Bisherige Untersuchungen (Kurdek 2008) deuten darauf hin, dass es Beziehungen zwischen Menschen und Tieren gibt, welche die Voraussetzungen für einen sicher-autonomen Bindungsstil erfüllen. Zumindest aus der Perspektive der Befragten. In Bezug auf ihre Hunde äußerten sie, dass sie besonders die Aufrechterhaltung von Nähe ähnlich erleben wie bei ihrem Vater oder ihren Geschwistern. Dabei geht es in erster Linie darum, bei körperlicher Nähe positive Gefühle zu erleben. Die Hundehalter*innen gaben auch an, dass die Tiere bei psychischem oder körperlichem Stress eine zuverlässige Quelle für Trost und Rückversicherung bieten und Sicherheit vermitteln und dass die Trennung von den Tieren mit negativen Gefühlen einhergeht.

Beispiel TGT bei unsicher-ambivalenter Bindung

EMILIO, ein sechsjähriger Junge, wurde zur ambulanten Abklärung in der diagnostischen Tagesklinik aufgenommen und nach drei Monaten für die tiergestützte Therapie angemeldet. Emilio ist stark verhaltensauffällig. Diagnostiziert wurde ADHS.

Sowohl im Kindergarten als auch zu Hause komme es immer wieder zu aggressiven Eskalationen, insbesondere gegenüber dem jüngeren Bruder. Dies arte aus in Beißen, Schlagen und Zerstören des eigenen Zimmers. Emilio sei auffällig in seinem Nähe-Distanz-Verhalten. Im Umgang mit Gleichaltrigen könne er sein Verhalten kaum dosieren, er akzeptiere keine Begrenzung, umarme beispielsweise deutlich zu viel.
Emilio lebt gemeinsam mit den Eltern und dem jüngeren dreijährigen Bruder zusammen. Der Vater arbeitet Vollzeit. Die Mutter arbeitet abends. Sie sagt, sie müsse viel mit Emilio diskutieren, er brauche viel Struktur und Regeln, sowie, dass er sehr an ihr hänge. Wenn sie nicht anwesend sei, könne er sich besser an Strukturen halten und sich an Abläufen orientieren. Die Mutter scheint mit Emilios Verhalten überfordert zu sein. Die Eltern wünschen sich vor allem zu Hause mit Emilio Unterstützung, die Mutter sei sehr oft am Anschlag. Der Familienzusammenhalt sei sehr stark. Zudem bekomme die Familie Hilfe von Freunden. Die Mutter selbst habe als Kind ebenfalls eine ADHS-Diagnose erhalten. Sie sei sehr lärm- und reizempfindlich.
In der tiergestützten Therapie zeigt Emilio deutlich, was er will. Er ist motorisch unruhig und sehr forsch. Emilio muss mit Nachdruck begrenzt werden und hat Mühe, die Grenzen des Gegenübers zu akzeptieren. In der ersten Stunde ist er mit Tieren distanzlos und fordernd. Das Kaninchen läuft weg und die Meerschweinchen ziehen sich in den sicheren Bereich zurück. Mit Nachdruck und einem Wiederholen der Regeln lässt er sich begrenzen. Er freut sich, dass er das Kaninchen aufsuchen und streicheln kann. Da er sich an die Regeln hält, läuft das Tier nicht mehr weg. Vorsichtig streichelt er eine Ziege durch das Gitter. Er beginnt die Signale der Tiere zu erkennen und realisiert, dass sie weggehen und Angst vor ihm haben, wenn er zu schnell geht, mit den Händen fuchtelt oder sich sehr laut äußert.
Der Fokus der Therapiestunde liegt auf zwei Fragen: Gelingt es Emilio, eine Beziehung zum Tier aufzubauen und die Grenze des Tieres zu erkennen und zu respektieren? Kann Emilio durch diese Interaktion einen besseren Zugang zu seinen Emotionen bekommen?
Er zeigt großes Interesse am Teich mit den Amphibien. Ruhige Momente hat er, als er die Kaulquappen beobachtet. Mit einem Becher versucht er, eine Kaulquappe einzufangen. Dabei zeigt er Geduld und Aufmerksamkeit. Schwimmt eine Kaulquappe in seinen Becher, ist die Freude riesig, gelingt es nicht, zeigt er Toleranz und verschiebt es auf das nächste Mal. Beim Futterspiel mit den Meerschweinchen zeigt er mehr Geduld und Aufmerksamkeit, achtet vermehrt auf die Signale der Tiere, freut sich, wenn es klappt und die Meerschweinchen seine Hand aufsuchen. Seine Aufmerksamkeitsspanne ist jedoch weiterhin sehr begrenzt.

Große motorische Unruhe zeigt er, wenn er nicht im Kontakt mit einem Tier ist, oder der Kontakt beendet wurde. Er läuft davon und möchte irgendwas tun. Der eingeübte Ablauf ist dabei sehr unterstützend, je nach Situation wird auf eine seiner Ideen eingegangen, jedoch wird auch Kompromissbereitschaft gefordert. Im eingeübten Ablauf begrüßt er das Kaninchen und die Meerschweinchen, füllt das Vogelfutterhäuschen mit Körnern, besucht die Kaulquappen am Teich, liest Äpfel auf, die er danach an die Ziegen verfüttern kann, holt die Meerschweinchen von der Wiese und bringt sie in einem Korb ins Tierhaus und füttert sie, zum Schluss streichelt er die Ziegen.
Bei der Ausführung einer Aufgabe (z. B. Vogelfutter einfüllen) ist er ruhig und geduldig. Kaum ist die Aufgabe erledigt, wird er motorisch unruhig und läuft davon. Er lässt sich leicht zur nächsten Aufgabe leiten und verbringt Zeit mit Beobachten und Einfühlen. Fasziniert betrachtet er eine Kaulquappe, die mit dem Becher eingefangen werden konnte und jetzt Beine hat. Nach der Begutachtung befühlt er sie vorsichtig mit einem Finger und lässt sie behutsam ins Wasser gleiten. Als er mit ein paar gewaschenen Äpfeln davonläuft und die Ziege diese nicht annimmt, ist er enttäuscht und wartet darauf, dass die Therapeutin ihm hilft. Bei den Meerschweinchen und dem Kaninchen bewegt er sich zu hektisch und sie laufen weg. Emilio entschuldigt sich bei den Tieren, da er vergessen hat, sich ruhiger zu bewegen und nicht so laut zu sein. Er wollte sie nicht erschrecken. Beim Füttern der Meerschweinchen und beim Streicheln der Ziegen ist er liebevoll und zugewandt.
Emilio gelingt es kurzzeitig, einen Kontakt aufzubauen und er erkennt die Grenzen der Tiere. Das Kaninchen Niggi und das Meerschweinchen Toffifee sind ihm wichtig und er zeigt ihnen gegenüber empathisches und fürsorgliches Verhalten. Es ist noch zu früh, zu erkennen, ob er durch den Tierkontakt einen besseren Zugang zu seinen Gefühlen bekommt.
Emilio lässt sich auf die erfahrungsbasierte Lernmethode ein und kann verschiedene emotionale Ausdrucksformen des Gegenübers wahrnehmen. Die direkte Reaktion des Tieres spiegelt sein Verhalten und er lernt, dass sein Verhalten Auswirkungen auf das Gegenüber hat.
Nach jeder Stunde wird er von einer vertrauten Sozialpädagogin abgeholt. Die Verabschiedung von der Therapeutin klappt, wenn sie sich bereits vor der Begegnung mit der Abholperson offiziell verabschiedet haben. Trifft er die Sozialpädagogin vorher, unterhält er sich mit ihr und lässt die Therapeutin stehen. ■

Auch bei zahlreichen Tieren geht man davon aus, dass ein angeborenes Grundbedürfnis nach engen Beziehungen besteht. So bringt man die Entwicklung bei verschiedenen Hunderassen auch in Zusammenhang mit ihrem Bedürfnis nach exklusiver Bindung und Beziehung zu Menschen. Je nach Beziehung und Kontext, in welchem das Tier und der Mensch fungierten, lässt sich eine unterschiedliche Entwicklung beobachten. So reagieren beispielsweise Jagdhunde gelassener auf unbekannte Menschen als Wachhunde, deren Aufgabe es ist, durch Bellen Alarm zu schlagen und ihre Besitzer*innen auf eine mögliche Gefahr hinzuweisen bzw. einen möglichen Eindringling zu vertreiben (vgl. Frick-Tanner & Tanner-Frick 2016).

Beispiel TGT bei Posttraumatischer Belastungsstörung

OLGA, ein elfjähriges Mädchen, wird nach viermonatigem stationärem Aufenthalt auf der Kinderpsychiatrischen Abteilung für die tiergestützte Therapie angemeldet.

Auf der KPA fällt sie regelmäßig in Krisen, dabei spricht und schreit sie in ihrer Muttersprache und zeigt körperliche Anspannung. Der Zugang zu ihr ist kaum möglich. Sie hat Probleme mit ihrer Hygiene und wirkt verwahrlost. Sie benötigt Hilfe von den Sozialpädagog*innen beim Duschen, Kleiderwechsel und Zähneputzen. Die einzige Regulation scheint das Essen zu sein. Sie verlangt ständig danach.

Die Mutter ist mit den drei Töchtern vor mehreren Jahren aus einem anderen Kulturkreis in die Schweiz eingereist und hat für die gesamte Familie den Schutzstatus erhalten. Olga hat eine ältere und eine jüngere Schwester. Da sich große Probleme zwischen den Eltern ergaben, welche zum Teil auch gewalttätig endeten, musste der nachgereiste Vater einige Zeit später wieder ausziehen. Die Mutter ist mit Olgas Problematik überfordert. Sie ist noch nicht mal in der Lage, Therapie- und Beratungstermine einzuhalten. Als Kleinkind hat Olga bei den Großeltern gelebt. Vermutet wird, dass sie vom Großvater missbraucht worden ist. Es wird angenommen, dass die Bindungsstörung im Wesentlichen auf diese traumatischen Erlebnisse zurückzuführen ist.

In der Schule kann Olga die Aufgaben selbstständig und sorgfältig ausführen, wenn sie alles verstanden hat. Dies ist allerdings selten der Fall, da sie sich kaum auf den Unterricht einlassen kann. Sie ist schnell überfordert – schon bei kleinen Veränderungen. Die Überforderung zeigt sich in spastischen Bewegungen, Gesichtsverkrampfung und aggressivem Verhalten. Manchmal wirft sie sich auch auf den Boden.

In der tiergestützten Therapie wird Olga als unsicher erlebt. Sie zeigt eine aufgesetzte maskenhafte Freude, ruft »Yeh«, wenn sie die Meerschweinchen oder das Kaninchen erblickt. Emotional scheint sie unberührt zu sein. Mit ihr ins Gespräch zu kommen, ist schwierig. Wird ihr eine Frage gestellt, antwortet sie: »Ich weiß nicht, ja gut« und willigt ein. Auf dem Spaziergang mit den Ziegen oder Schafen reagiert sie im direkten Kontakt ängstlich. Sie weicht zurück, wenn sich ein Tier nähert, emotional wirkt sie unberührt. Sie spielt mit den Blumen am Wegesrand und berührt die Tiere nur bei Aufforderung.

Nach der fünften Stunde zeigt sie fürsorgliche Anteile beim Füttern der Meerschweinchen. Sie füttert die Kleintiere geduldig und aufmerksam mit kleinen Gemüsestücken und freut sich, wenn sie an ihrer Hand verweilen. Olga erzählt, dass sie ihre eigenen Tiere vermisst. Sie besaß eine Katze und ein Kaninchen, beide musste sie sie zurücklassen. Sie äußert den Wunsch, mit den Kaninchen arbeiten zu wollen. Um Vertrauen aufzubauen, versuchen wir mit einer Karotte, ein Kaninchen auf ihren Schoss zu locken. Olga akzeptiert die Autonomie des Tieres und nimmt unsere Hinweise an. Sie verändert ihre Sitzposition leicht, damit das Kaninchen mehr Platz erhält, um sich annähern zu können. Als das Kaninchen ihr Knie berührt und sich danach auf ihrem Schoss setzt und sich streicheln lässt, reagiert sie zum ersten Mal emotional gerührt und erhält einen weichen Gesichtsausdruck. Ohne dazu aufgefordert zu werden, beginnt Olga, sich in kurzen Sätzen mitzuteilen. In der Verabschiedung von der Therapeutin ist sie distanziert, oft dreht sie sich einfach weg und lauft davon. Als Olga mit der Kindergruppe beim Basketballspielen auf die Therapeutin trifft, lächelt sie ihr winkend zu. ■

Es kann angenommen werden, dass die Mensch-Tier-Beziehung auf gegenseitigem Interesse beruht und dass die Beziehung zu einem Tier für manche Menschen die Funktionen zwischenmenschlicher Beziehungen ergänzt oder sogar ersetzt. Aus neurobiologischer Perspektive wird davon ausgegangen, dass das Oxytocinsystem die zentrale biologische Struktur ist, welche die Bindungen ermöglicht.

Der Oxytocinspiegel steigt während einer gelingenden Interaktion bei Mensch und Tier.

So konnte in Studien gezeigt werden, dass durch die Mensch-Tier-Interaktion, zum Beispiel durch das Streicheln eines Hundes, der Oxytocinspiegel nicht nur beim Menschen, sondern auch beim Tier signifikant ansteigt (Nagasawa u. a. 2015, Handlin u. a. 2011). Im Kapitel »Effekte der Mensch-Tier-Interaktion« beleuchten wir die Rolle des Oxyctocinsystems (Seite 52) noch etwas differenzierter.

Zwei wegweisende Konzepte: One Health und One Welfare

Während in der frühen Forschung und Praxis der Schwerpunkt der tiergestützten Therapie auf der Verbesserung der Symptomatik oder der Funktionsfähigkeit des Menschen lag, wird in den letzten Jahren zunehmend eine gesamtheitliche Betrachtung der Mensch-Tier-Beziehung im Sinne des One-Health-Ansatzes betont (Zinsstag u. a. 2011, Chalmers & Dell 2015, Pirrone 2017).

Der One-Health-Ansatz beruht auf dem Gedanken, dass eine enge interdisziplinäre Zusammenarbeit unabdingbar ist, um die Gesundheit von Mensch und

Menschliches und tierisches Wohlbefinden sind zwei Seiten derselben Medaille.

Tier bestmöglich zu fördern und gleichzeitig eine umwelt- und ressourcenschonende Lebensweise sicherzustellen. Mittlerweile ist der Gedanke von One Health integraler Bestandteil von Forschung und Entwicklung im Gesundheitsbereich (Zinsstag u. a. 2022), auch die IAHAIO (2018) hat dem Konzept ein Kapitel in ihrem White Paper gewidmet. Erkenntnisse aus verschiedenen Fachdisziplinen wie Ökonomie, Anthropologie, molekularer Biologie, Soziologie bis hin zu Theologie und Sprachwissenschaften werden durch die Kooperation verschiedener internationaler Institute zusammengetragen und mitgedacht. Betont wird dabei auch der interkulturelle Austausch von westlich geprägten Methoden und Wissen mit ebensolchem aus afrikanischen, asiatischen und südamerikanischen Ländern. So werden beispielsweise Erkenntnisse aus der Maya-Medizin in die biomedizinische Forschung aufgenommen und adaptiert. Und umgekehrt wird westliches Wissen in afrikanische Länder getragen und für Projekte und Forschung vor Ort kombiniert und genutzt (Zinsstag u. a. 2022). Angesichts der globalen Herausforderungen, die sich in Bezug auf soziale Ungleichheit, aktuell aufflammende soziale Konflikte, Klimawandel sowie Tier- und Umweltschutz ergeben, erscheint der One-Health-Gedanke und deren strikte Umsetzung unabdingbar.

Der One-Welfare-Ansatz ist eine Ergänzung des One-Health-Konzeptes. Pinillos u. a. (2016) zeigen auf, welche konkreten Faktoren es zu berücksichtigen gilt und wie diese miteinander verbunden sind, um nachhaltig für Tierwohl, menschliches Wohlbefinden zu sorgen und den Erhalt unserer Umwelt zu sichern. Dazu stellen sie den One-Welfare-Ansatz als Schirm dar – mit den übergeordneten Bereichen Tierwohl (Animal Welfare), menschliches Wohlbefinden (Human Wellbeing) und Umweltschutz (Environment Conservation). Diese umspannen die Faktoren Armut und lokaler, gemeinschaftlicher Support (Poverty and Local Community Support), Missbrauch an Tier oder Mensch (Animal and Human Abuse), Lebensperspektiven (Life Chances), sozioökonomische Themen (Socioeconomical Issues) und Nachhaltigkeit (Sustainability). Diesen Faktoren können wiederum zahlreiche weitere Themen und Aspekte untergeordnet werden. Dabei wird u. a. unterschieden, ob es sich um Haustiere, Nutz- bzw. Bauernhoftiere oder wildlebende Tiere handelt (Pinillos u. a.2016).

Auf der Website www.onewelfareworld.org finden sich zahlreiche weitere Informationen rund um die Idee und die Initiative One Welfare und den damit verbundenen aktuellen internationalen Projekten. Die beschriebene Darstellung des One Welfare als Regenschirm findet sich ebenfalls auf dieser Website.

www.onewelfareworld.org

Neben der Verknüpfung der verschiedenen Disziplinen ist auch die Zusammenführung von Theorie und Praxis zentraler Bestandteil von One Welfare und One Health, womit wir für den Bereich der tiergestützten Interventionen mit diesem Buch ebenfalls einen Beitrag leisten wollen.

Die Triade

In der tiergestützten Therapie stellt das Gefüge von Therapeut*in, Patient*in und Tier ein besonders komplexes System dar (Menna u. a. 2019). Die interspezifische Beziehung zwischen Mensch und Tier gestaltet sich je nach Zusammensetzung dieser Triade unterschiedlich. Wichtige Aspekte sind der Bindungsstil und die Persönlichkeit aller drei Anwesenden (Therapeut*in – Tier – Patient*in), die Wahl des Tieres, Rituale oder Trainingstechniken der Therapeut*innen, bisherige Beziehungen von Therapeut*in und Patient*in mit Tieren und die Reziprozität der Triade.

Mit Reziprozität ist gemeint, dass innerhalb des therapeutischen Prozesses sowohl Therapeut*in, Patient*in als auch das Tier miteinander interagieren und einander immer wieder wechselseitig beeinflussen. Ein dynamisches Gefüge also, das sich aufgrund der Wechselwirkungen verschieden entwickeln kann und keinesfalls eine einbahnige Beziehung im Sinne einer Aktion und Reaktion, welche von den Therapeut*innen initiiert wird. Dessen muss man sich auch im Zusammenhang mit der Forschung und der damit verbundenen systematischen Untersuchung der tiergestützten Interventionen bewusst sein.

Die Komplexität und Dynamik dieser therapeutischen Triade in systematischen Untersuchungen mit strikten Strukturen, welchen man sich in den klinischen Studien bedient, stellt eine deutliche Herausforderung dar. Der Großteil der bisherigen Studien basierte eher auf einbahnigen, simplen Reiz-Reaktions-Modellen, ohne der Dynamik der triadischen Beziehung gerecht zu werden. Im nachfolgenden Kapitel wird darauf näher eingegangen.

Begleitet zusätzlich eine Bezugsperson oder ein*e »Tierführer*in« das Tier während der Intervention, ist in der Literatur auch vom Diamant-Modell die Rede (Opgen-Rhein u. a. 2011). Dies ist insbesondere bei der pferdegestützten Therapie von Bedeutung, da hier die professionelle Tierführung eine enge Bezugsperson übernimmt, welche die Konstellation mit Patient*in, Therapeut*in und Tier in einer Therapieeinheit noch einmal maßgeblich beeinflussen kann.

Die wissenschaftliche Evidenz der tiergestützten Therapie

Neben den zahlreichen, überwiegend positiven Erfahrungsberichten von Patient*innen und dem Erfahrungswissen der Therapeut*innen ist die Einbeziehung wissenschaftlicher Evidenz ein wichtiger Grundpfeiler bei der Beurteilung der Wirksamkeit einer therapeutischen Intervention. Nur so lassen sich fundierte Leitlinien erstellen, die Aufschluss darüber geben, in welchem Setting die tiergestützte Therapie mit welchen Tierarten und welchen Patient*innen effektiv eingesetzt werden kann. Auch wenn der Entscheid, tiergestützte Therapie in das Behandlungsangebot aufzunehmen, nicht nur von wissenschaftlicher Evidenz abhängt, sollte hierzu Transparenz gewährleistet sein.

Wissenschaftliche Herausforderungen und Verzerrungen früherer Studien

Frühe Studien wurden durch die emotionale Beteiligung der Forscher positiv verzerrt.

Insbesondere den wissenschaftlichen Studien der Anfangszeit wird vorgeworfen, dass die Untersuchungen durch die persönliche, emotionale Involvierung der Studienleitung positiv verzerrt wurden. So etwas führt letztlich dazu, dass die Effekte der Studien überbewertet werden und diese in nachfolgenden Studien oder in der klinischen Praxis bei unterschiedlichen Patient*innen und Therapeut*innen nicht repliziert werden können.

Die Wirksamkeit tiergestützter Therapie zu erforschen, ist eine Herausforderung. Im Folgenden werden wir die methodischen Schwierigkeiten und aktuellen Entwicklungen erörtern. Eine differenziertere Betrachtung der einzelnen Effekte der tiergestützten Therapie findet sich ergänzend im Kapitel »Effekte der Mensch-Tier-Interaktion« sowie im Kapitel »Wirkfaktoren der Mensch-Tier-Interaktion«. Im hier vorliegenden Kapitel fokussieren wir uns auf systematische Reviews und Metaanalysen. Diese haben zum Ziel, die verfügbaren Einzelstudien zu tiergestützten Interventionen zusammenzutragen, um die Wirksamkeit umfassend beurteilen zu können. Diese Herangehensweise ist hilfreich, um sich auf Basis von zahlreichen Einzelstudien einen Überblick zu verschaffen. Teilweise sind die Einschlusskriterien auf eine bestimmte psychiatrische Erkrankung beschränkt und die Qualitätskriterien sehr strikt. In anderen Fällen werden sämtliche Studien, welche den Effekt von tiergestützter Therapie auf die Gesundheit untersucht haben, miteinbezogen und die Qualitätskriterien sind lockerer.

Überblick einiger bedeutender Metaanalysen

Vor allem ältere Übersichtsartikel, die schon vor mehr als zehn Jahren entstanden sind (Halm 2008, Nimer & Lundahl 2007), haben weniger strikte Einschlusskriterien. In der Metaanalyse von Nimer und Lundahl aus dem Jahr 2007 wurden beispielsweise 49 Studien berücksichtigt, wobei das Vorhandensein einer Kontrollgruppe keine Bedingung für die Aufnahme der Studie in der Metaanalyse darstellte. Das heißt, die tiergestützte Therapie musste dabei nicht mit einer weiteren Gruppe verglichen werden, die ebenfalls aktiv an einer anderen Therapie teilnahm (aktive Kontrollgruppe) oder ohne Intervention blieb (passive Kontrollgruppe). Die berichteten moderaten Effekte dieser Metaanalyse waren eher allgemein gehalten und fanden sich bei Kindern mit Autismus-Spektrum-Störung, bei medizinischen Outcomes (Herzrate, Blutdruck, motorische Fähigkeiten oder Koordination), bei emotionalem *well-being* (Angst, Depression) und bei Verhaltensproblemen (Aggression, Gewalt, Einhaltung von Regeln). Laut den Autoren war es zu dieser Zeit (2007) die erste veröffentlichte Metaanalyse in einem Peer-Reviewed-Fachjournal zur tiergestützten Therapie. Die Autoren gaben an, dass sich die Studien ohne Kontrollgruppe hinsichtlich der gefundenen Effekte nicht von denen mit aktiven oder passiven Kontrollgruppen unterscheiden. Auch hätten die Patientencharakteristika wie das Alter keinen entscheidenden Einfluss auf die beobachteten Effekte gehabt.
Seitdem wurden zahlreiche weitere Metaanalysen zur tiergestützten Therapie durchgeführt, darunter die von Hu u. a. (2018). Diese untersuchten, wie Menschen mit kognitiven Beeinträchtigungen von tiergestützten Interventionen profitieren können und trugen alle dafür relevanten, Veröffentlichungen zusammen und verglichen deren Effekte. Charry-Sánchez u. a. (2018) taten ebendies für den Bereich der Pädiatrie, während Zafra-Tanaka u. a. (2019) sowie Cooke & Farrington (2016) Metaanalysen speziell zur Wirksamkeit der hundeassistierten Therapie zusammenstellten. Bert u. a. (2016) berücksichtigten 36 Studien für ihre Analyse, um die Evidenz für tiergestützte Interventionen in stationären Settings für sämtliche Krankheitsbilder – also psychische wie auch physische – zu untersuchen. Die meisten Studien wurden bisher mit Kindern, Menschen im hohen Alter und Patient*innen mit vorwiegend psychiatrischer Diagnose durchgeführt. Hunde wurden in den Studien am häufigsten eingesetzt.

Neuere Studien mit erhöhten Qualitätsstandards

Während ältere Studien, wie bereits angedeutet, oftmals dazu tendierten, die Grenze zwischen systematischer Untersuchung und persönlicher Anekdote zu verwischen und die persönliche Erfahrung in den Vordergrund zu stellen, weisen neuere Studien eine höhere Qualität auf, was sich beispielsweise in der Verwendung von Kontrollgruppen zeigt.

Zudem werden die Studienteilnehmer öfter randomisiert, also zufällig den Gruppen zugeordnet. Die Nutzung von Studienprotokollen, welche von internationalen Forschergruppen zusammengestellt wurden, soll sicherstellen, dass mögliche Verzerrungen (sogenannte *Bias*) der Studienergebnisse verhindert werden. Ein Beispiel für eine derartige Verzerrung bei bisherigen Studien zu tiergestützten Interventionen ist der Selection Bias. Dabei sind Studienteilnehmer*innen, die der tiergestützten Therapie zugeordnet werden, nicht neutral gegenüber Tieren eingestellt. Stattdessen haben sie die Therapie aufgrund ihrer Vorliebe für Tiere ausgewählt, was letztlich das Ergebnis positiv verzerrt. Die oben erwähnten Studienprotokolle stellen eine Qualitätssicherung dar, die eine möglichst hohe Validität gewährleisten soll. Konkrete Beispiele für Studienprotokolle sind das Cochrane Risk of Bias Instrument for RCT, der Methodological Index for Non-Randomized Studies (MINORS) oder die Liste der Preferred Reporting Items for Systematic Reviews and Meta-Analyses (PRISMA).

Randomisierte Kontrollstudien und Studienprotokolle internationaler Forschergruppen sollen Verzerrungen der Ergebnisse verhindern.

Die Protokolle dienen insbesondere der Standardisierung der Studien. Schaut man sich die Einzelstudien der bisherigen Metaanalysen genauer an, lässt sich feststellen, dass häufig Äpfel mit Birnen verglichen wurden. Den Studien lagen jeweils unterschiedliche Formate zugrunde, bei denen die Länge und Häufigkeit einer Therapieeinheit sowie die Gesamtdauer der Behandlung stark variierten bzw. nicht genau definiert waren. Auch die Ziele waren uneinheitlich: Teilweise beinhalteten die Studien aktive therapeutische Aufträge, während in anderen Studien die Interventionen eher passiv und begleitend ausgestaltet wurden. Auch die zugrundeliegenden Definitionen und Klassifikationen tiergestützter Interventionen unterscheiden sich, was einen Vergleich ebenfalls erschwert (Santaniello u. a. 2020). Was letztlich als gemeinsamer Nenner aller Studien bleibt, ist lediglich die Präsenz eines Tieres.

Hinweise auf positive Effekte und Anwendungsgebiete

Trotz zahlreicher Einzelstudien, Metaanalysen und systematischen Reviews konnte bisher noch kein eindeutiges Fazit hinsichtlich der Wirksamkeit tiergestützter Interventionen gezogen werden. Einige Übersichtsarbeiten deuten auf positive Effekte hin. Zum Beispiel kamen Bert u. a. (2016) zum Schluss, dass tiergestützte Interventionen auch unter Berücksichtigung von Allergien, Infektions- und Unfallrisiken hilfreich sind bei der Reduktion von Stress, Schmerz und Angst. So können bereits einfache Hygienestandards helfen, die Risiken zu minimieren, wodurch gemäß Bert u. a. (2016) die Vorteile der tiergestützten Therapie gegenüber potenziellen negativen Effekten überwiegen. Die Effekte der Schmerzreduktion (Charry-Sánchez u. a. 2018) und der Angst werden in weiteren Reviews bestätigt, wobei diese Autoren zusätzlich über positive Effekte auf die soziale Funktionsfähigkeit bei Verhaltensstörungen berichten (Virués-Ortega u. a. 2012). Auch ein systematisches Review von Hediger u. a. (2021) speziell für Kinder und Erwachsene mit einer diagnostizierten, Posttraumatischen Belastungsstörung (PTBS) kommt zu dem Schluss, dass tiergestützte Interventionen helfen können, depressive und PTBS-Symptomatik zu verbessern. Cooke & Farrington (2016) sahen positive Effekte bei der hundegestützten Therapie in Bezug auf Selbstvertrauen, depressive Symptomatik, Lebenszufriedenheit oder Aggression. Die Effekte waren nach Ansicht der Autoren vergleichbar mit denen einer klassischen Psychotherapie.

Gleichzeitig stehen dem aber Metaanalysen gegenüber, die keine oder nur sehr beschränkte Effekte aufzeigen konnten (Hu u. a. 2018, Zafra-Tanaka u. a. 2019). Hu u. a. (2018) fokussierten auf Menschen mit kognitiven Beeinträchtigungen, während Zafra-Tanaka u. a. (2019) sich auf Studien zu hundeassistierter Therapie bei Menschen mit Demenz beschränkten und keine aussagekräftigen Effekte bezüglich depressiver Symptomatik, Agitation, Lebensqualität, alltäglicher Aktivitäten oder kognitiver Einschränkungen fand. Lediglich in Bezug auf Apathie fanden sich kleine Effekte. Hawkins u. a. (2019) untersuchten die Wirksamkeit der tiergestützten Intervention im Bereich der Schizophrenie. Hierbei zeigten lediglich zwei der sieben berücksichtigten Studien wünschenswerte Effekte auf negative oder positive Symptome der Schizophrenie, emotionale Symptomatik oder ein negatives Selbstbild (Verbesserung des Selbstvertrauens, der Selbstwirksamkeit und der Selbstbestimmung). Die Autoren folgern, dass es für die Behandlung von Menschen mit Schizophrenie verfrüht wäre, tiergestützte Therapie als festen Bestandteil der Behandlung zu empfehlen, insbesondere aufgrund der methodischen Mängel der bisherigen Studien.

Trotz der erhöhten Qualität neuerer Untersuchungen, insbesondere in Bezug auf die interne Validität, und einiger vielversprechender Einzelstudien reicht die bisherige Forschung nicht aus, um ein grundlegendes und umfassendes Fazit zur Wirksamkeit tiergestützter Interventionen bei psychischen Erkrankungen zu ziehen. Bei einigen Diagnosen und spezifischen Symptomen (Demenz, PTBS, Depression, Angststörungen, Autismus-Spektrum-Störung und Schmerzen) scheint der Einsatz der tiergestützten Therapie vielversprechender zu sein als bei anderen Erkrankungen wie z. B. der Schizophrenie. Auch deuten die bisherigen Ergebnisse darauf hin, dass vor allem Kinder und Menschen im höheren Lebensalter von tiergestützten Interventionen profitieren. Letztlich verhindern die methodischen Mängel der Studien aber immer wieder ein eindeutiges Fazit. So bleibt es schwierig, die Effekte zu deuten und sie für klare Empfehlungen in der klinischen Praxis zu nutzen. In den folgenden Kapiteln gehen wir noch näher auf einzelne Studien und deren berichtete Effekte ein, welche wir auch in Verbindung bringen mit Erfahrungen in unserer eigenen Praxis, indem wir Fallbeispiele aus unserer klinischen Tätigkeit miteinbeziehen.

Ausblick auf zukünftige Untersuchungen

Um Antworten auf die sehr unterschiedlichen und teilweise komplexen Fragestellungen tiergestützter Interventionen finden zu können, reichen randomisierte Kontrollstudien nicht aus. Um die subjektiven Erfahrungen und die interaktiven Prozesse der Triade Patient*in – Therapeut*in – Tier erfassen zu können, sind qualitative Methoden unabdingbar. Wenngleich gut durchdachte randomisierte Kontrollstudien einen isolierten Kausalzusammenhang aufzeigen können, ist die Generalisierbarkeit der Ergebnisse oftmals eingeschränkt durch die strengen Inklusions- und Exklusionskriterien. Rodriguez u. a. (2023) haben in einer Übersichtsarbeit zusammengestellt, wie ressourcenintensiv und komplex die Anfordernisse an eine randomisierte Kontrollstudie im Gebiet der tiergestützten Interventionen sind. Dies beginnt bei der Studienplanung, der Konzeption und dem Design und betrifft auch die Implementierung und Verbreitung der Ergebnisse.
López-Cepero (2020) fordert in Anbetracht der widersprüchlichen Schlussfolgerungen der verschiedenen systematischen Reviews mehr Raum für anthrozoologische Aspekte der tiergestützten Intervention. Das heißt, einen differenzierten Blick auf die Tier-Mensch-Interaktion zu richten und die Mechanismen herauszuarbeiten, welche die bisher berichteten Effekte erzielen. Aktuelle wissenschaftliche Arbeiten haben das Anliegen mit dem Fokus auf Wirkfaktoren aufgegriffen. Im Kapitel zu den Wirkfaktoren der Mensch-Tier-Interaktion (siehe Tabelle 6, Seite 118) werden mögliche Mechanismen der Tier-Mensch-Interaktion systematisch aufgelistet und näher beleuchtet.

Effekte der Mensch-Tier-Interaktion

Die in der Mensch-Tier-Interaktion beobachteten Effekte sind vielfältig und lassen sich der sozialen, psychologischen und neurobiologischen Ebene zuordnen. Die Befundlage, das Setting und die Tierarten, die zur Beobachtung der verschiedenen Effekte geführt haben, sind allerdings sehr unterschiedlich. Der größte Teil der bisherigen Studienergebnisse stammt aus Untersuchungen mit Hunden und

Pferden (Charry-Sánchez u. a. 2018, Mandrá u. a. 2019). Die Effekte können daher nicht allgemein auf die anderen Tierarten übertragen werden.

Für weniger gut untersuchte Tiere wie beispielsweise Schafe, Ziegen oder Kleintiere sollten sie vorerst nur als Anhaltspunkte für den therapeutischen Einsatz dienen. Mögliche Gründe, warum der Fokus vor allem auf Hunden lag, sind ihre weite Verbreitung, ihre einfache Trainierbarkeit und die angenehme Arbeit mit ihnen. Daneben sind natürlich nicht nur artspezifische Verhaltensweisen und Bedürfnisse, sondern auch individuelle Ausprägungen innerhalb einer Art zu berücksichtigen. Dies gilt ebenso für persönliche Eigenschaften der Patient*innen und die Ausbildung und Kompetenz der Fachkraft. Oftmals sind diese Bedingungen in den Studien optimiert und die Ergebnisse müssen eher als Potenzial denn als gegebene Effekte interpretiert werden. Ähnlich wie das Tier auf den Menschen muss sich auch die Patient*in auf das Tier einlassen können und ein gewisses Maß an Motivation mitbringen, während die Therapeut*in über die nötige Ausbildung, emotionale Kompetenzen und Empathie verfügen muss, um potenzielle Effekte erzielen zu können.

Elementar ist auch die Auswahl des passenden Settings. Wichtig ist, den Patient*innen gegenüber nachvollziehbar begründen zu können, warum gerade dieses spezifische Setting gewählt wurde. Denn das Eintreten oder Ausbleiben eines Effekts kann davon abhängen, ob den Patient*innen zuvor kommuniziert wurde, welche Wirkung man bei ihnen oder dem Tier erzielen will mit einer bestimmten Intervention. Dies haben Wagner u. a. (2023) eindrücklich anhand der Schmerzwahrnehmung und Schmerztoleranz bei einer Intervention mit Hunden gezeigt. Studienteilnehmer*innen beurteilten einen Reiz nahe an ihrer Schmerzgrenze als weniger unangenehm, wenn der Einsatz der tiergestützten Therapie mit einem schmerzlindernden Effekt begründet wurde. Daraus lässt sich schließen, dass die Kontextfaktoren in der tiergestützten Therapie eine zentrale Rolle spielen für das Erreichen von Behandlungszielen. Mehr dazu im nachfolgenden Kapitel zu den Wirkmechanismen der tiergestützten Therapie.

Bisherige Untersuchungen konzentrierten sich insbesondere auf die Auswirkungen beim Menschen. Neuere Modelle wie das One-Health-Prinzip oder One Welfare betonen auch die Perspektive des Tieres und die Effekte, die sich aus der Interaktion von Mensch und Tier ergeben (siehe auch Seite 40).

Neben den oben genannten, direkt beobachteten und nachgewiesenen Effekten können durch die gesteigerte Motivation, die positive Stimmung und die reduzierte Angst auch indirekte Effekte auftreten wie gesteigerte Aktivität und Partizipation am sozialen Leben. Dieses Verhalten wiederum kann eine allgemeine Verbesserung des Gesundheitszustandes anzeigen. Für psychisch erkrankte Menschen sind dies oft die ersten Schritte, um wieder aktiv am Leben teilzunehmen.

Effekte der Mensch-Tier-Interaktion (adaptiert nach Hediger, Beetz u. a. 2019)

Soziale Effekte
- Steigerung von verbaler und nonverbaler Kommunikation sowie sozialer Interaktion
- Reduktion von Aggression
- Förderung von Vertrauen
- Förderung der Empathie

Psychologische Effekte
- Reduktion von Depression und Förderung positiver Stimmung
- Reduktion von Einsamkeit und Isolation
- Reduktion von Angst und Furcht
- Reduktion von Schmerzempfinden und Förderung des Schmerzmanagements
- Förderung der Motivation
- Förderung von Konzentration und Aufmerksamkeit
- Förderung von Selbstwahrnehmung, Selbstreflexion und Selbstwirksamkeit

Neurobiologische Effekte
- Reduktion bzw. Abpuffern der Stressreaktion (Herzfrequenz, Blutdruck, Herzratenvariabilität, Hormon, Kortisol)
- Steigerung des Oxytocinspiegels (Hormon wird u. a. in Zusammenhang mit Liebe, Vertrauen und Ruhe ausgeschüttet)
- Effekt auf Immunsystem (Erhöhung des Immunoglobulins)

Weiter werden auch Effekte bei Therapeut*innen berichtet. Die Mitarbeitenden berichteten von größerer Motivation und weniger Stress (Rossetti u. a. 2008, Bouchard u. a. 2004) sowie mehr Arbeitszufriedenheit und Erholungsmöglichkeiten (Hediger & Hund-Georgiadis 2017) durch die Anwesenheit von Tieren. Hier sei jedoch angefügt, dass es sich nicht um Effekte im Rahmen der eigentlichen therapeutischen Intervention handelt, sondern lediglich um Effekte, die auf die bloße Präsenz von Tieren im klinischen Setting zurückzuführen sind.

Soziale Effekte

In Bezug auf die sozialen Effekte wird tiergestützte Therapie häufig als Eisbrecher bezeichnet (Fine 2015). Menschen, denen es schwer fällt, über die verbale Kommunikation mit ihrer Umwelt in Kontakt zu treten, können durch die Anwesenheit eines Tieres dabei unterstützt werden. Beispielsweise konnte in einer Studie von O'Haire (2013) gezeigt werden, dass bei Kindern mit einer Autismus-Spektrum-Störung die Interaktion mit Hunden auch zu einer Zunahme der sozialen Interaktionen mit Menschen geführt hat. Ähnliche Befunde haben Kaminski u. a. (2002) bei Kindern mit sozialen Ängsten gefunden. Durch die Reduzierung der sozialen Ängste wurde die Kommunikation mit anderen erleichtert und es kam insgesamt zu mehr sozialen Interaktionen. Dieser Effekt kann auch für den Beziehungsaufbau zum therapeutischen Personal genutzt werden, damit sich Patient*innen überhaupt auf ein therapeutisches Angebot einlassen.

Hunde sind soziale Katalysatoren. Allein ihre Anwesenheit hat positive Auswirkungen auf das psychische Wohlbefinden.

Schneider und Harley (2006) konnten in einer Studie zeigen, dass Patient*innen durch die Anwesenheit eines Hundes in Psychotherapiesitzungen eher gewillt waren, den Therapeut*innen vertrauenswürdige Informationen mitzuteilen. Bereits die bloße Anwesenheit eines Tieres kann die Angst deutlich reduzieren, was sich auch während stressauslösenden Situationen wie z. B. medizinischen Eingriffen gezeigt hat (Barker u. a. 2003).

Eine Reduktion der Aggression durch tiergestützte Therapie lässt sich vor allem bei Personen im Strafvollzug (Cooke 2016) und bei Menschen mit Demenz (Klimova u. a. 2019) beobachten, wobei fast ausschließlich Hunde in den Therapien eingesetzt wurden. Bei Menschen mit Demenz wurden neben der Reduktion der Aggression auch positive Effekte auf die Unruhe, die Agitation und Desorientierung berichtet, die Effekte dürften dabei in direktem Zusammenhang stehen mit der gesteigerten physischen Aktivität durch die Hundespaziergänge. Insbesondere gezielte und regelmäßige Spaziergänge in der Natur können sich positiv auf die bei Demenzkranken häufig zu beobachtende Unruhe auswirken.

In den UPK Basel werden in der Kleingruppe der tiergestützten Förderung ältere Patient*innen mit einer Demenz oder Depression und auch jüngere Patient*innen mit Psychose bei der Abteilung für Spaziergänge mit den Ziegen oder Schafen abgeholt. Bei diesen Spaziergängen kommt es äußerst selten vor, dass Aggressionen auf die Tiere übertragen werden. Hilfreich ist hier das frühzeitige Erkennen und Thematisieren des Zustandes der Patient*innen vor Beginn des Spaziergangs. Manchmal kommt es vor, dass es zu zufälligen Begegnungen mit an der Therapie nicht teilnehmenden Patient*innen kommt. Hierbei wurde schon beobachtet, dass diese Wut und Aggression gegenüber Menschen und Tieren äußerten, welche im Rahmen der Therapie im Park spazieren gingen. Die Deeskalation solcher Situationen gestaltet sich mitunter schwierig, da die Begrenzung der eskalierenden Personen herausfordernd ist und gleichzeitig Patient*innen und Tiere der Therapie beobachtet und beschützt werden müssen. Je nach Situation ist man dabei auf die Unterstützung durch das Pflegepersonal angewiesen.

Die wissenschaftliche Untersuchung von Daly und Morton (2009) zeigt, dass im Haushalt lebende Hunde und Katzen zur Entwicklung sozialer Kompetenzen führen können. So kann die Interaktion mit Tieren dazu beitragen, die Empathie von Menschen zu fördern. Sich um ein Tier zu kümmern, seine Bedürfnisse zu verstehen, kann zu einer gesteigerten Empathie und Selbstfürsorge führen. Das wiederum steht im Zusammenhang mit interpersonellen Fähigkeiten und Beziehungen und kann auch im Rahmen einer tiergestützten Intervention genutzt werden. Scandurra u. a. (2021) untersuchten dies in der tiergestützten Pädagogik mit weiblichen Kindern im Alter von 6 bis 7 Jahren. Durch die Intervention mit einem Hund konnte in einer Schule das Emotionsverstehen signifikant verbessert werden. Die soziale und emotionale Entwicklung der Kinder profitierte von der Beziehung zum Hund.

Psychologische Effekte

Die Motivationssteigerung ist ein zentraler psychologischer Effekt der tiergestützten Therapie, auf dem weitere therapeutische Interventionen aufbauen können. Dies gilt für viele psychische Erkrankungen, ganz besonders aber für Abhängigkeitserkrankungen und affektive Erkrankungen, bei denen fehlende Motivation quasi Bestandteil der Erkrankung ist. Was einerseits Patient*innen in der praktischen Arbeit immer wieder bestätigen und in einem späteren Kapitel zu den Erfahrungsberichten von Patient*innen mehrfach erwähnt wird, ist die Tatsache, dass die Interaktion mit dem Tier auf sie ungefährlich und frei von Belastungen wirkt. Sie stoßen auf ein meist neugieriges Gegenüber, dass zunächst Zuneigung und unbedingte Akzeptanz zeigt. Eine Situation, welche Menschen mit einer psychischen Erkrankung besonders wertschätzen und die in der Therapie hervorragend als Motivator genutzt werden kann, um für das Tier oder mit dem Tier in eine Aktivität zu kommen, welche in einem weiteren Schritt ein Selbstwirksamkeitserleben ermöglicht und den Weg ebnet für eine Aufwärtsspirale der Motivationssteigerung und positiven Emotionen. Hediger, Thommen u. a. (2019) haben bei Menschen mit einer Hirnverletzung zeigen können, dass die Effekte der tiergestützten Therapie neben der Motivationsförderung und dem Erleben positiver Emotionen gleichzeitig auch das soziale Verhalten positiv beeinflussten. Die Patient*innen waren zunehmend in der Lage, nonverbal und verbal zu interagieren. Förderlich war hierbei sicher auch, dass die Patient*innen und Therapeut*innen ein geeignetes Tier für die Intervention auswählen konnten und die Auswahl mit Pferden, Eseln, Schafen, Ziegen, Katzen, Hühnern, Kaninchen, Meerschweinchen und Miniaturschweinen sehr groß war.

Tiergestützte Interventionen können zu einer nachhaltigen Motivationssteigerung führen.

Tiergestützte Interventionen eignen sich auch besonders zur Förderung der intrinsischen Motivation. Hierbei können implizite Motive genutzt werden, deren Zugang oftmals unbewusst und nonverbal über Affekte erfolgt. Im Gegensatz zu expliziten Motiven, welche durch bewusste Reflexion definiert werden und in der Regel auf Erwartungen der sozialen Umwelt beruhen. Die Interaktion mit Tieren kann genutzt werden, um auf implizite Motive einzuwirken. Durch das Erleben positiver Emotionen im Umgang mit den Tieren kann das persönliche Verlangen nach Wohlbefinden befriedigt werden. Ohne dies verbal zu benennen, kann das zu einer Motivationssteigerung führen, welche durch regelmäßige Wiederholung der tiergestützten Interventionen gefestigt und zu langanhaltenden Effekten führen kann. Wohlfarth u. a. (2013) zeigten mit ihrer Arbeit bei übergewichtigen Kindern, wie durch die Therapie mit Hunden die Kinder zu vermehrter physischer Aktivität bewegt werden können. Die Autoren argumentieren, dass insbesondere Kinder, Menschen im höheren Lebensalter und allgemein Personen mit einer Beeinträchtigung oder Krankheit von dem erfahrungsbasierten Motivationssystem profitieren, auf das sich die tiergestützte Therapie in erster Linie stützt. Sie beziehen sich dabei auf die Tatsache, dass Kinder schon sehr früh die verschiedenen emotionalen Ausdrucksformen der Körpersprache unterscheiden, deuten und auf sie reagieren können. Erst später sind sie in der Lage, die verschiedenen Ausdrucksformen verbal zu benennen. Das kann man sich in den tiergestützten Interventionen bei Kindern, aber auch bei Demenzkranken oder psychisch schwer erkrankten Menschen zunutze machen, weil diese Menschen noch gut auf die emotionalen Reize in der Interaktion mit den Tieren reagieren. Bei einer überwiegend verbal gestützten Psychotherapie dagegen ist der Weg über das verbal-symbolische Motivationssystem in diesen Situationen weniger zielführend.

Selbstwahrnehmung, Selbstreflexion und Selbstwirksamkeit sind an den UPK ein zentraler Bestandteil der tiergestützten Therapie. Später wird am Fallbeispiel von Maurice veranschaulicht, dass die sich wiederholenden Abläufe genutzt werden, um Anspannung zu reduzieren und gleichzeitig das Selbstvertrauen zu stärken und die Selbstwirksamkeit zu fördern (ab Seite 63). Auch der Gefühlsausdruck und der adäquate Umgang mit Emotionen sind weitere wesentliche Faktoren. Den psychologischen Effekten der Achtsamkeit und Selbstwirksamkeit widmen wir uns mit Bezug zur klinischen Praxis im Kapitel »Methoden und Instrumente« noch differenzierter.

Neurobiologische Effekte

Beetz u. a. (2012) haben in einer Studie zeigen können, dass bei Jungen mit einem unsicheren und desorganisierten Bindungsstil das Streicheln eines Hundes half, in einer Stresssituation ruhiger zu bleiben. Das wurde einerseits durch einen reduzierten Cortisolspiegel und andererseits durch Beobachtungen der Studienleiter*innen bestätigt. Bei Anwesenheit eines Spielzeughundes oder eines Menschen war die Stressreaktion stärker ausgeprägt.

Die chemischen Botenstoffe Serotonin und Oxytocin gelten als Modulatoren für Verhaltensmuster wie menschliche Zuneigung und Sozialisation und sind somit an Stressregulation, Angstbewältigung und sozialen Interaktionen zwischen Menschen, aber auch zwischen Mensch und Tier beteiligt (Menna u. a. 2019). Deshalb werden diese Botenstoffe auch immer wieder im Zusammenhang mit der tiergestützten Intervention erwähnt. Durch die Möglichkeit, positives Sozialverhalten zu fördern, Stress zu regulieren und Angst zu reduzieren, bieten sie ein spannendes Potenzial. Bei der Mutter-Kind-Beziehung ist schon länger bekannt, dass der Bindungsaufbau über den gegenseitigen Blickkontakt mit einem Anstieg des Oxytocinspiegels verbunden ist.

Allein der Blickkontakt zwischen Mensch und Tier kann zum Anstieg des Oxytocinspiegels führen.

In einer wissenschaftlichen Untersuchung konnten japanische Forscher (Nagasawa u. a. 2015) diesen Effekt auch zwischen Menschen und Hunden nachweisen. So kam es zu einer positiven Oxytocinrückkopplung, sobald Mensch und Hund in gegenseitigen Blickkontakt traten. Interessanterweise konnte derselbe Effekt bei einer Untersuchung mit einem Wolf nicht beobachtet werden.

Es sei hier aber auch erwähnt, dass die Wirkungen von Oxytocin nicht ausschließlich positiv sind. Es zeigte sich, dass die Umwelt und interindividuelle Faktoren die Wirkung von Oxytocin beeinflussen (Olff u. a. 2013). Die Verabreichung von Oxytocin kann die Sensibilität für soziale Signale erhöhen. Die Interpretation dieser Signale hängt jedoch von äußeren Faktoren ab, z. B. davon, ob vertraute oder fremde Personen anwesend sind oder ob und welche Tiere zugegen sind. Auch interindividuelle Faktoren wie z. B. das Geschlecht, der Bindungsstil oder das Vorliegen von psychiatrischen Symptomen beeinflussen die Interpretation. Wenn soziale Hinweise in der Umgebung als sicher interpretiert werden, kann Oxytocin entsprechendes prosoziales Verhalten fördern. Wenn die sozialen Signale jedoch als unsicher gedeutet werden, kann Oxytocin defensivere und in der Tat auch antisoziale Gefühle und Verhaltensweisen begünstigen und somit eine negative Wirkung entfalten. Ebenso scheint Oxytocin solche agonistischen Tendenzen bei Personen zu fördern, die chronisch dazu neigen, das soziale Umfeld als unsicher oder negativ zu betrachten. Dies ist insbesondere der Fall bei Menschen mit psychiatrischen Diagnosen wie beispielsweise Borderline-Persönlichkeitsstörungen, schweren Bindungsängsten oder Misshandlungserfahrungen in der Kindheit. Das bedeutet, dass beim Einsatz von Oxytocin im Zusammenhang mit tiergestützten Interventionen die kontextuellen und interindividuellen Faktoren berücksichtigt

werden müssen, um tatsächlich die gewünschten, positiven Effekte bei Mensch und Tier zu erzielen und negative Konsequenzen zu vermeiden.
Dass bereits das Berühren von Tieren Aufmerksamkeitsprozesse und emotionale Reaktionen auslösen kann, zeigten Arnskötter u. a. (2022) in einer Pilotstudie bei Menschen, die sich in minimalem Bewusstseinszustand befinden (engl. minimally conscious state [MCS]). Anders als im Wachkoma deuten Patient*innen in diesem Zustand mit subtilen Zeichen auf ein gewisses Bewusstsein für sich und die Umwelt hin. Dies kann beispielsweise das Herstellen von Augenkontakt oder eine Greifbewegung sein. Mittels Nahinfrarot-Spektroskopie ließ sich sogar nachweisen, dass die Menschen im MCS auf den Kontakt mit Tieren mit einer gesteigerten Aktivität im Frontalhirn reagierten. Zwar zeigt sich auch beim Kontakt mit Plüschtieren eine Aktivierung von Aufmerksamkeitsprozessen, jedoch scheint der Kontakt mit lebenden Tieren eine stärkere emotionale Aktivierung (engl. arousal) auszulösen. Vergleichbare Effekte konnten auch bei gesunden Studienteilnehmern beobachtet werden (Marti u. a. 2022). Diese Befunde deuten darauf hin, dass bei Menschen mit schweren psychischen Störungen ebenfalls mit einer gesteigerten Aufmerksamkeit und emotionalen Antwort gerechnet werden kann. Also auch bei Patient*innen, deren Interaktion mit der Umwelt deutlich eingeschränkt ist und deren Reaktion auf den Kontakt mit den Tieren auf Anhieb nicht eindeutig interpretiert werden kann. Dabei lohnt es sich, sorgfältig zu prüfen, ob es Anzeichen einer subtilen positiven oder negativen Reaktion gibt, auf welcher sich eine Beziehung aufbauen oder zumindest schon mal eine Tür zum Bewusstsein der Patient*innen öffnen lässt.

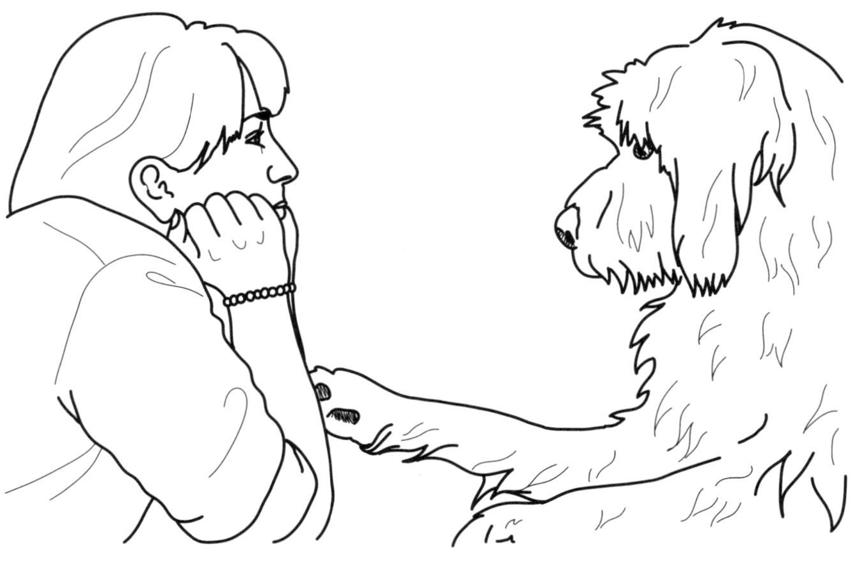

Beobachtete Effekte bei den Tieren

Im Gegensatz zu der immer weiteren Verbreitung der Tiere in therapeutischen Settings und den beim Menschen untersuchten Effekten sind Informationen über das Tierwohl bei tiergestützten Interventionen nach wie vor rar. Mit der Verbreitung des One-Welfare-Ansatzes (siehe Seite 40) ist zwar das Wohl des Tieres in den letzten Jahren stärker in den Fokus gerückt, jedoch gibt es bis heute nur wenige objektive Untersuchungen, die negative Effekte bei Tieren im Rahmen von therapeutischen Interventionen untersucht haben. Marte De Santis u.a. (2017) weisen in einem Übersichtsartikel zur pferdegestützten Therapie darauf hin, was methodisch zu beachten ist, um Stressreaktionen bei Pferden erkennen und erfassen zu können. Insbesondere bei Pferden ist es entscheidend, ihren emotionalen Zustand und mögliche Stresssignale frühzeitig zu deuten, nicht nur um Gefahrensituationen für Pferd und Mensch zu vermeiden, sondern auch um Qualität und Wirksamkeit garantieren zu können und nicht zuletzt aus ethischen Gründen.

In der tiergestützten Therapie ist es wichtig, Stresssignale der Tiere zuverlässig zu erkennen.

Das gilt selbstverständlich für alle Tiere, die in der tiergestützten Therapie zum Einsatz kommen. Jedoch sind Pferde besonders anfällig für Stressoren im Zusammenhang mit physischen Zwängen oder wenn es darum geht, in der Interaktion mit Menschen Emotionskontrolle einzufordern (De Santis u.a. 2017). Um die therapeutische Situation und das Tierwohl einschätzen zu können, müssen Verhaltensweisen des Tieres, physiologische Reaktionen, aber auch Umgebungsfaktoren wie Lärm, Temperatur, Lichtverhältnisse, weitere Tiere oder Menschen in der Umgebung berücksichtigt werden. Offensichtliche Anzeichen der Angst oder des Widerstands, wie z.B. das sich Aufbäumen oder Weglaufen eines Pferdes, mögen zwar richtig gedeutet werden. Subtilere Anzeichen wie z.B. eine Anspannung im Gesicht oder ein etwas zögerlicher Gang, der auf ein Vermeidungsverhalten hindeuten könnte, werden eher übersehen oder sogar falsch interpretiert (Rogers & Bell 2022). Zudem kann selbst die Abwesenheit einer Stressreaktion oder ein ruhiges Verhalten nicht per se als gute und tiergerechte Situation eingeschätzt werden. Auch hierbei ist eine nähere Betrachtung wichtig, da das Tier sich in einem apathischen oder depressionsartigen Zustand befinden könnte und dies nicht zum Ausdruck bringen kann. Es könnte sich – wie man es vom Menschen kennt – auch um erlernte Hilflosigkeit handeln (Hall u.a. 2008).

Glenk und Foltin (2021) haben zahlreiche Untersuchungen ausgewertet, die sich mit dem Wohlbefinden von Hunden in tiergestützten Therapien befassen. Die Hunde waren sowohl in Einzel- als auch in Gruppentherapien integriert und das Setting reichte von Krankenhäusern und ambulanten Behandlungseinrichtungen über Kindergärten und Universitäten bis hin zu Gefängnissen. Indikatoren für

das Wohlergehen des Hundes in den Therapieeinheiten waren Faktoren wie Herzfrequenz, Herzratenvariabilität, Cortisol und Oxytocin, Trommelfelltemperatur sowie Atmung und Verhalten des Hundes. Das Verhalten wurde nicht nur auf mögliche Stresssignale hin beurteilt. Auch die Synchronizität zwischen Hund und Therapeut*in wurde untersucht, zum Beispiel, ob die Blicke synchron waren oder ob die Aufmerksamkeit gemeinsam geteilt wurde und Berührungen synchron erfolgten (Pirrone 2017). Insgesamt deutet die Auswertung der verschiedenen Indikatoren nicht darauf hin, dass die Hunde in den Therapieeinheiten einem deutlich erhöhten Stresslevel ausgesetzt sind. Insbesondere die physiologischen Parameter überschreiten keine Werte, die in anderen, alltäglichen Situationen mit Hunden gemessen werden. Es gibt jedoch Hinweise darauf, dass der Transport zu den jeweiligen therapeutischen Settings, neuartige Situationen und eine hohe Frequenz der therapeutischen Einsätze bei einigen Hunden zu einem erhöhten Stresslevel führen können. Wie bereits im Zusammenhang mit Pferden erwähnt, können Therapiesituationen, in denen das Tier von vielen Menschen oder anderen Tieren umgeben ist, die gleichzeitig mit dem Tier agieren, beim Tier zu unangenehmen Situationen führen. Glenk und Foltin (2021) folgerten jedoch aus ihren Untersuchungen, dass es den Therapeut*innen gut gelänge, die Stresssignale ihrer Hunde rechtzeitig zu deuten. Dies ergab sich durch Vergleiche der Cortisol-Level und der Verhaltenseinschätzung der Therapeut*innen.
Ein weiterer wichtiger Faktor, der nicht nur bei Hunden zu berücksichtigen ist, ist das Alter des Tieres. Ältere Tiere können oft weniger gut mit neuartigen sozialen Situationen umgehen, welche sich in Therapien ergeben können, und brauchen entsprechend länger, sich wieder davon zu erholen. Die Therapien können für langjährige Therapiebegleittiere eine spannende Abwechslung durch physische und mentale Stimulierung bieten und sie vor Langeweile, Isolation oder Trägheit bewahren. Bei älteren Tieren ist es jedoch umso wichtiger, auf mögliche Veränderungen des Verhaltens zu achten und bei Anzeichen von erhöhtem Stress dem Tier eine Ruhepause zu gönnen. Dies kann auch mit einer ersten Reduktion der Einsätze erfolgen, bevor man es gar nicht mehr in therapeutischen Settings einsetzt.
Über langfristige Effekte bei Hunden ist bisher noch wenig bekannt, zumindest was deren wissenschaftliche Untersuchung anbelangt. Dabei wäre es spannend zu wissen, wie sich die verschiedenen Indikatoren bei den Tieren über längere Zeiträume entwickeln. Das heißt, ob es zu einer Akkumulierung oder eher zu einem Gewohnheitseffekt kommt, bei dem sich die physiologischen Werte über die verschiedenen Therapieeinheiten hinweg reduzieren.
Systematische Untersuchungen zu beobachteten Effekten bei Tieren beschränken sich nicht auf Hunde und Pferde. So haben Wirth u. a. (2020) auch Effekte bei Meerschweinchen während einer tiergestützten Intervention untersucht. Dies

ist besonders erfreulich, da es hierzu sehr wenig Forschung gibt, obwohl Meerschweinchen vermehrt in tiergestützten Interventionen zum Einsatz kommen. Wirth u. a. (2020) entschieden sich bei den Meerschweinchen für die Indikatoren Augentemperatur und Verhaltensbeobachtung. Dabei schlossen sie aus erhöhten Augentemperaturen und der Beobachtung von reduzierter Nahrungsaufnahme, dem Stillstehen oder Erstarren und Schreckreaktionen auf erhöhte Stresslevel bei den Meerschweinchen. Diese Reaktionen ließen sich beobachten, wenn keine anderen Meerschweinchen in der Nähe waren, sie keine Rückzugsmöglichkeiten hatten und beim Streicheln oder ungewohnter Interaktion mit Menschen. Das heißt, für die tiergestützte Therapie mit Meerschweinchen erscheint es wichtig, den Tieren die Möglichkeit zu geben, sich zurückzuziehen und ihnen die freie Wahl zu lassen, ob sie sich auf die Interaktion mit Menschen einlassen wollen oder nicht. Zudem lässt sich folgern, dass eine vertraute Umgebung und die Präsenz von Artgenossen das Stresslevel der Tiere während Therapieeinheiten senken kann. So kann im Sinne des One-Health-Gedanken sichergestellt werden, dass Tier und Mensch keinen ungewollten Stressreaktionen ausgesetzt werden und die Interaktion auf natürliche Art und Weise und ohne Zwang erfolgen kann.

Meerschweinchen sind sehr sensibel und stressanfällig.

Das Verhalten von Katzen und mögliche Stresssignale im Zusammenhang mit der Mensch-Tier-Interaktion und dem Einsatz in tiergestützten Interventionen sind gut erforscht (Turner & Batson 2013, Turner 2017, Amat u. a. 2016). Dabei gibt es Hinweise auf zahlreiche Verhaltensveränderungen bei der Katze, die als Stresssignale gedeutet werden können. Das sind z. B. Veränderungen der allgemeinen Aktivität. Das Spiel- und Erkundungsverhalten kann sich während des Stresserlebens verringern. Auch verstärkte Vokalisierung oder zwanghaftes Verhalten wie übermäßiges Putzen oder das Essen von nicht essbaren Gegenständen können Reaktionen auf Stress sein. Veränderungen des Fressverhaltens im Sinne einer erhöhten oder verringerten Nahrungsaufnahme können auf Stress hindeuten. Letztlich sind aber gerade Katzen in ihrer Individualität und ihrem Charakter sehr unterschiedlich. Das macht langzeitiges und aufmerksames Beobachten sowie eine enge Bindung zur jeweiligen Katze unabdingbar, nur dann lassen sich Stresssignale adäquat deuten. Mehr zu Katzen und deren Verhalten findet sich in Kapitel zu den Tierarten in den UPK.

Wirkfaktoren der Mensch-Tier-Interaktion

Während die Effekte der tiergestützten Therapie vielfältig und auf verschiedenen Ebenen beobachtet wurden, stellt sich die Frage, wie diese genau zustande kommen bzw. welche Faktoren die Effekte hervorrufen. Diesen Fragen soll in diesem Kapitel nachgegangen werden.

Grundsätzlich lassen sich die Wirkfaktoren in spezifische und unspezifische Wirkfaktoren unterteilen. Dadurch können Faktoren, die ausschließlich auf den Einsatz von Tieren in den Therapien zurückzuführen sind, von denjenigen Faktoren unterschieden werden, die auch in anderen therapeutischen Settings zu beobachten sind. In der Literatur wird breit diskutiert, welchen Anteil die allgemeinen Wirkfaktoren (z. B. die Erwartung der Patient*innen oder die therapeutische Beziehung) am Gesamteffekt der Therapien haben und welcher Anteil auf die spezifischen Interventionen zurückzuführen ist (Lambert & Kleinstäuber 2016). Wagner u. a. (2022) haben in einer umfangreichen Arbeit bisherige Studien zur tiergestützten Therapie zusammengetragen und analysiert, welche Mechanismen die Wirksamkeit der tiergestützten Therapie erklären können. Es konnten u. a. folgende spezifische Faktoren identifiziert werden:

- Das Tier (damit ist die bloße Anwesenheit eines Tieres gemeint)
- Interaktion mit dem Tier (freie oder spielerische Interaktion)
- Bewegung des Tieres
- Physischer Kontakt mit dem Tier
- Fürsorge für ein Tier
- Training eines Tieres
- Beziehung zum Tier

Unspezifische Faktoren sind u. a.:

- Therapeutische Aspekte (z. B. Traumatherapie oder psychologische und physiotherapeutische Therapien)
- Soziale Interaktion
- Physische Aktivität
- Aktivität, Distraktion, Absorption (z. B. Lesen oder Schreiben)
- Edukation oder Training (soziale Fertigkeiten, Empathie-Training)
- Umwelt (z. B. in der Natur oder auf dem Bauernhof)
- Bewegung und Rhythmus
- Entspannung
- Sehen oder Beobachten von Tieren
- Neuigkeit

Um die spezifischen von den unspezifischen Faktoren zu trennen, wird in den Studien mit Kontrollgruppen gearbeitet. Dabei wird versucht, die Versuchsbedingungen in beiden Studiengruppen möglichst identisch zu gestalten, mit dem einzigen spezifischen Unterschied, den man ausschließlich der Tiergestützten Intervention zuschreibt. So kommen beispielsweise auch Spielzeugtiere zum Einsatz, um festzustellen, welchen Effekt ein lebendes Tier im Vergleich zu einem reinen

Plastik- oder Stofftierobjekt hat. Wobei hier auch das Spielzeugtier unspezifische Effekte wie Neuigkeit hervorrufen kann, spezifische Effekte wie z. B. komplexe Interaktionen oder Fürsorge jedoch nur bei lebenden Tieren beobachtet werden konnten. Zudem zeigte sich, dass die Anzahl an Interaktionen mit Spielzeugtieren über einen längeren Zeitraum deutlich abnimmt, während sie bei lebenden Tieren eher auf einem hohen Niveau stagniert (Thodberg u. a. 2016). Das ist womöglich darauf zurückzuführen, dass die Interaktion mit lebenden Tieren zu einer stärkeren, emotionaleren und dynamischeren Bindung führen kann, die programmierte Spielzeuge mit sich wiederholenden Interaktionsmustern nicht bieten können. Allerdings werden künstliche Tiere auch stetig weiterentwickelt und dürften sich lebenden Tieren zukünftig noch mehr annähern.

Hinsichtlich der Interaktion mit dem Tier ist außerdem zu bedenken, dass die Häufigkeit und Komplexität der Interaktion zwischen Mensch und Tier mit Bedacht gewählt werden muss, da insbesondere Menschen mit schweren Beeinträchtigungen durch zu häufige Interaktionen mit sehr unterschiedlichen Aktivitäten überfordert sein können (Thodberg u. a. 2021).

Insgesamt kommen Wagner u. a. (2022) zu dem Schluss, dass trotz zahlreicher Studien und vieler Hypothesen zu den Wirkmechanismen bis heute unklar ist, wie und warum tiergestützte Interventionen wirken. Dies hat auch damit zu tun, dass es so schwer umzusetzen ist, spezifische Effekte durch systematische Untersuchungen zu isolieren.

Wirkmechanismen und deren Effekte sind ein schwer entwirrbares Gefüge.

Letztlich vermischen sich die Wirkmechanismen und deren Effekte in der klinischen Praxis und bilden durch wiederholte Aktion und Reaktion ein dynamisches und komplexes Gefüge, welches insgesamt zu einem therapeutischen Effekt führt, der über die Zeit unterschiedlich ausgeprägt ist. Wir halten es daher für unerlässlich, die Erkenntnisse aus wissenschaftlichen Untersuchungen mit den Erfahrungen aus der praktischen Tätigkeit zu ergänzen, um letztlich eine qualitativ hochwertige therapeutische Intervention anbieten zu können, die individuell auf die Patient*innen abgestimmt werden kann und den bestmöglichen Effekt erzielt.

Spiegelneuronen: Entdeckung und Bedeutung

Das Beobachten von Tieren und Menschen wird auch im Zusammenhang mit dem Phänomen der Spiegelneuronen diskutiert. Spiegelneuronen sind spezielle Nervenzellen, die im Gehirn aktiv werden, wenn wir Handlungen oder Emotionen anderer beobachten. Diese Zellen ermöglichen es uns, Handlungen nachzuahmen, Emotionen nachzuvollziehen und soziale Interaktionen besser zu verstehen. Interessanterweise finden sich Spiegelneuronen nicht nur beim Menschen, sondern auch im Tierreich, wo sie eine bedeutende Rolle in der sozialen Interaktion und der Kommunikation spielen.

Die Entdeckung der Spiegelneuronen geht auf Di Pellegrino u.a. (1992) zurück. Sie beobachteten, dass bestimmte Neuronen im Gehirn von Affen bei zielgerichteten Handbewegungen wie Greifen oder Halten aktiviert wurden. Interessanterweise waren diese neuronalen Systeme auch dann aktiv, wenn die Affen Menschen bei verschiedenen Bewegungen beobachteten. Spätere Studien, etwa von Mukamel u. a. (2010) bestätigten, dass auch beim Menschen ähnliche neuronale Aktivitätsmuster auftreten, wenn Handlungen anderer beobachtet werden.

Diese Entdeckungen führten zu der Annahme, dass Spiegelneuronen eine zentrale Rolle in der Entwicklung von Sprache, Empathie und Moral spielen könnten. In der aktuellen Forschung (Lamm & Majdandžić 2015, Bekkali u.a. 2021) wird diese Bedeutung differenzierter betrachtet. Man nimmt heute an, dass Spiegelneuronen vor allem beim Erkennen und Nachahmen von Bewegungen sowie beim Verständnis sprachlicher und emotionaler Aspekte eine Schlüsselrolle einnehmen.

Tiere scheinen besonders in sozialen Gruppen in der Lage zu sein, Handlungen und Emotionen ihrer Artgenossen zu spiegeln. Diese Fähigkeit, die auf Empathie und Nachahmung hindeutet, lässt sich beim Spielen, Jagen oder bei der Pflege sozialer Bindungen beobachten. Das Beobachten von Tieren in ihrer natürlichen Umgebung bietet Menschen die Möglichkeit, die Aktivität von Spiegelneuronen unmittelbar zu erleben.

Im Spätsommer und im Herbst, wenn die bunten Blätter, Eicheln und Bucheckern von den Bäumen fallen, sind Spaziergänge mit den Patient*innen im Park oder im Wald besonders schön. Vögel und Eichhörnchen lassen sich in dieser Zeit gut beobachten. Sie verstecken Haselnüsse, Eicheln, Pilze und Bucheckern in kleinen Höhlen oder Mulden unter Baumstümpfen oder zwischen Wurzeln. Diese vielen kleinen, verstreut liegenden Depots sind typische Lagerplätze, die sie immer wieder aufsuchen, um das Sammelgut zu entnehmen und vor anderen Eichhörnchen an anderer Stelle zu verstecken. Der gemeinsame Spaziergang, der

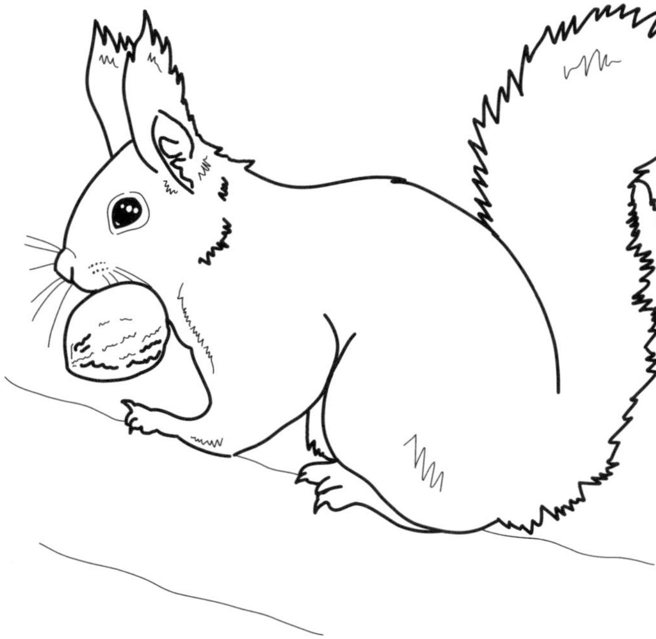

Austausch über das Beobachten und die Anteilnahme an der Natur berührt den Menschen, entschleunigt und entspannt.

Kulturelle Perspektiven: Tiere, Mitgefühl und Achtsamkeit

In verschiedenen Kulturen spielen die Beobachtungen von Tieren eine zentrale Rolle für das Verständnis von Emotionen und das Entwickeln von Mitgefühl. Bei den indigenen Kulturen wird die Beziehung zu Tieren oft als lehrreich betrachtet, wobei die spirituelle Einsicht, die aus dieser Beobachtung gewonnen wird, durch Spiegelneuronen unterstützt wird. Dies ermöglicht den Menschen, die Emotionen und das Verhalten der Tiere nachzuvollziehen und daraus zu lernen. Im tibetischen Buddhismus wird die Entwicklung von Mitgefühl und Achtsamkeit ebenfalls durch die Beobachtung von Tieren gefördert. Auch hier unterstützen Spiegelneuronen die Menschen dabei, die Gefühle und das Leiden anderer Lebewesen nachzuvollziehen. Ähnlich verhält es sich in der japanischen Kultur, wo Praktiken wie »Waldbaden« und Achtsamkeit durch die Beobachtung von Tieren gefördert werden. Hier tragen die Spiegelneuronen dazu bei, ein Gefühl der Ruhe und des Friedens zu empfinden, indem sie die emotionalen Zustände der Tiere widerspiegeln.

Diese verschiedenen Beispiele deuten darauf hin, wie die Beobachtung von Tieren in verschiedenen Kulturen durch die Aktivierung von Spiegelneuronen zu einem tieferen Verständnis von Emotionen und einem gesteigerten Mitgefühl führen kann.

Obwohl Spiegelneuronen eine wichtige Grundlage für das Verstehen von Emotionen und Handlungen bieten, reicht die bloße Beobachtung von Tieren nicht aus, um Empathie nachhaltig zu entwickeln. Empathie ist ein komplexer Prozess, der therapeutische Begleitung und Reflexion erfordert. Das Spiegelsystem stellt jedoch ein wertvolles Werkzeug dar, das sowohl von Menschen als auch von Tieren genutzt werden kann, um emotionale Verbindungen zu stärken und die soziale Interaktion zu fördern.

Der Verlauf einer tiergestützten Therapie in der Praxis – ein Fallbeispiel

In diesem Kapitel zeigen wir an einem Fallbeispiel exemplarisch auf, wie eine tiergestützte Therapie von der Indikation bis zum Austritt ablaufen kann. Tiere beleben den therapeutischen Raum. Durch seine Anwesenheit gestaltet das Tier den Prozess mit, interagiert mit den Patient*innen und es entwickelt sich eine Beziehung. Für die Patienten*innen entspricht die Möglichkeit, nebst der Beziehung zu den Therapeut*innen zusätzlich eine Beziehung zum Tier aufbauen zu können, einem Mehrwert.

Anamnese

MAURICE, ein 11-jähriger Junge, wurde nach zwei notfallmäßigen Hospitalisationen und einem Suizidversuch mit Concerta (Methylphenidat, Psychostimulans) auf der stationären Kinderpsychiatrischen Abteilung aufgenommen. Bis dahin lebte er zusammen mit seinen berufstätigen Eltern und zwei jüngeren Schwestern. Die Schule hatte er dreimal gewechselt.

Bei Schuleintritt wurde ADHS diagnostiziert und Maurice auf Concerta eingestellt. Typisch für ADHS sind Konzentrations- und Aufmerksamkeitsstörungen, Impulsivität und ausgeprägte körperliche Unruhe (Hyperaktivität). Aufgrund der ADHS-Symptomatik zeigten sich seit Beginn der Schullaufbahn Probleme im schulischen Rahmen, sowohl in Bezug auf den Schulstoff als auch im sozialen Bereich bis hin zu ausgeprägtem Mobbing. In der zweiten Klasse erhielt er schulische Heilpädagogik und ab der dritten Klasse vormittags Integrative Sonderschulung. In der fünften Klasse erkannten auch die Heilpädagog*innen eine große Gefährdung für Maurice (Mobbing, Wutanfälle). Die schulischen Probleme wirkten sich immer mehr auf das Familienleben aus. Der Zustand von Maurice und die Befindlichkeit in der Familie verschlechterten sich zunehmend. Maurice hatte große Schwierigkeiten, aktiv zu werden und sich auf Dinge und Anforderungen einzulassen. Er wirkte interesselos. Massive Wutanfälle häuften sich, er fühlte sich stets benachteiligt, die Interaktionen mit den Eltern wurden problematischer. Konflikte gab es vor allem bei den Hausaufgaben und beim

Medienkonsum. Den Aufforderungen kam er nicht mehr nach. In Anfällen zerstörte er Sachen und lief weg.

Maurice berichtete, er sei von den Mitschüler*innen gemobbt worden. Er habe sich selbst kaum noch was zugetraut und dabei eine enorme Wut entwickelt, auch gegenüber sich selbst. Schon öfter sei er im Time-Out der Schule gewesen. Im Unterricht könne er sich nicht konzentrieren, bekomme wenig mit und nehme kaum noch an den Stunden teil. Er störe den Unterricht nicht, doch es stresse ihn, wenn er dem Unterricht nicht folgen könne. Er fühle sich dann abgelenkt und das mache ihn verrückt.

Mit der Psychotherapeutin, Maurice und der Mutter wurden geeignete therapeutische Interventionsmaßnahmen hinsichtlich der bestehenden Problematik im stationären Setting, u. a. gruppentherapeutische Angebote, thematisiert. Unterstützung beim Erlernen des Umgangs mit herausfordernden emotionalen Situationen wurde als notwendig erachtet. Im Weiteren sollten mit ihm und den Eltern Strategien zur Bewältigung des schulischen Alltags entwickelt und erarbeitet werden. ■

Die Ziele der tiergestützten Therapie

Im Gespräch mit der zuständigen Psychotherapeutin wurden die Ziele für die tiergestützte Therapie festgelegt. Gegenüber Lehrpersonen, Schülern und Eltern zeigte Maurice aggressive Wutausbrüche. Dies war vor allem in Momenten der Fall, in denen er sich den Anforderungen nicht gewachsen fühlte, gedanklich nicht folgen konnte, Missverständnisse auftraten und er sich benachteiligt fühlte.

Anspannungsreduktion: In neuen, ungewohnten Situationen und vor allem in der Schule erlebte Maurice eine erhöhte Anspannung. In der Begegnung mit den Tieren und den sich wiederholenden Abläufen sollte die Anspannung reduziert, sein Selbstvertrauen gestärkt und seine Selbstwirksamkeit erkannt werden.

Ausdruck von Gefühlen: Maurice sollte in der Begegnung mit Tieren seine eigenen Gefühle (z. B. Freude, Traurigkeit, Enttäuschung, Wut) positiv erleben und erkennen lernen.

Adäquater Umgang mit Emotionen: In gezielten Situationen sollten die Emotionen des Tieres (Mimik, Signale, Verhalten, Stimme und Körperhaltung) thematisiert und erkannt werden. Maurice sollte lernen, sein Verhalten an die Stimmung und Befindlichkeit des Tieres anzupassen und wann immer möglich den Transfer zu sich und seinem Alltag herzustellen.

Beziehungsgestaltung zum Klienten

Die erste Begegnung mit Maurice war eine Herausforderung. Als er zum Tierhaus begleitet wurde, weigerte er sich energisch, mitzuarbeiten. Er meldete sich definitiv ab mit den Worten »Null Bock auf Tiere und Therapie« zu haben. Die ruhige und akzeptierende Haltung der Therapeutin führte dazu, dass er sich schnell wieder beruhigte. Eine Woche später – nach einem längeren Gespräch mit der Psychotherapeutin – wollte er die tiergestützte Therapie dann doch noch aufsuchen. Die Verweigerung war entstanden, weil er sehr kurzfristig über die tiergestützte Therapie informiert worden war und er sich nicht darauf einstellen konnte. Dennoch wurde die Therapeutin durch die lautstarke Verweigerung etwas verunsichert, sodass sie sich bei der nächsten Begegnung ohne konkreten Handlungsplan, jedoch offen für seine aktuelle Befindlichkeit, auf ihn und das Setting vorbereitete. Maurice war etwas ängstlich, freute sich aber, dass keine Erwartung an ihn gestellt wurde und er die Tiere frei sehen und kennenlernen konnte.
In der Gestaltung der Beziehung ließ sie ihm Raum für Wünsche und Interessen. Darauf aufbauend schlug sie ihm zwei Handlungsmöglichkeiten vor. Maurice entschied sich für eine Variante, die sie gemeinsam umsetzten. Nach dem dritten Setting war diese Vorgehensweise für ihn so weit ritualisiert, dass er von sich aus mehr einbrachte und Aufgaben selbstständig anging.
Die Therapeutin achtete auf klare vorhersehbare Abläufe, forderte auch Aufgaben ein (z. B. Gemüse schneiden) und fragte bei neuen Aufgaben nach, ob er sich dies zutraue, um Überforderung zu vermeiden. Maurice erhielt regelmäßige positive Feedbacks, wurde ermuntert, etwas auszuprobieren, und wurde gelobt, wenn es ihm gelang oder erneut ermuntert, es nochmals zu versuchen.

Ritualisierte Abläufe und positive Feedbacks motivieren und schützen vor Überforderung.

Bereits in der zweiten Stunde war ersichtlich, dass er die Therapeutin akzeptierte und schätzte. Er war freundlich zugewandt, zeigte Interesse, äußerte seine Bedürfnisse, nahm Hinweise an, setzte diese um und gewann zunehmend Vertrauen zu sich selbst und zu den Tieren.

Beziehungsgestaltung zum Tier

Die Therapeutin fungierte als Vorbild und wann immer es nötig war, auch als Vermittlerin zwischen Maurice und dem Tier. Zu Beginn wurden die Tiere beobachtet, es wurde besprochen, welche Regeln wichtig sind, welche Situationen entstehen können und wie er sich verhalten kann. Dabei wurden auch seine Erfahrungen und sein Wissen mit einbezogen.

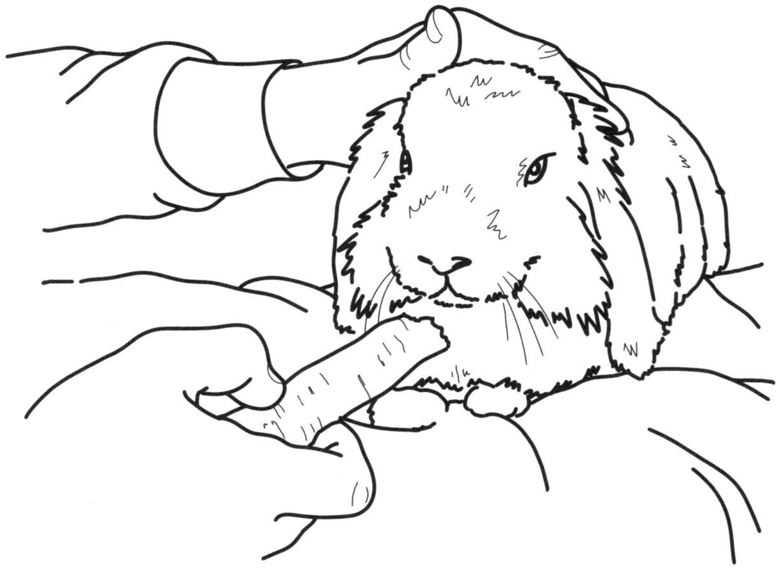

In der ersten Stunde ging es um das Kennenlernen der einzelnen Tiere. Maurice wünschte sich, mit den Katzen zu spielen und er war auch bereit, die anderen Tiere kennenzulernen. Im direkten Kontakt mit den Tieren (Katzen, Kaninchen, Meerschweinchen) war er vorsichtig, beim Füttern der Kaninchen und Meerschweinchen leicht ängstlich. Hinweise nahm er an, konnte sie jedoch nur zu einem Teil umsetzen und wirkte leicht überfordert. Wiederholungen waren nötig, was er positiv annahm. Maurice teilte mit, dass es ihm bei den Tieren sehr gefallen habe und die Zeit sehr schnell vergangen sei. Er freue sich auf das nächste Mal.
In der zweiten Stunde wollte er das Kaninchen Niggi näher kennenlernen. Als Thema wählten sie Vertrauen aufbauen. Maurice setzte sich auf den Boden und lockte Niggi mit einer Karotte auf seine Beine. In diesem nahen Kontakt mit dem Tier wirkte er weniger ängstlich, was er auch bestätigte. Er genoss die Nähe des Tieres, streichelte das samtene Fell und beobachtete, wie das Tier darauf reagierte. Maurice nahm wahr, dass das Tier ihm vertraute und er weniger ängstlich war. Beim Füttern der Meerschweinchen setzte die Therapeutin erneut den Fokus auf die Beobachtung der Tiere. Welches ist scheu, welches ist mutig? Welches Meerschweinchen verhält sich ähnlich wie er selbst bei der Begegnung mit neuen Menschen? Maurice wählte sich Pina, sie sei ihm am ähnlichsten. Ein Meerschweinchen, das manchmal mutig und vertrauensvoll ist und sich danach wieder zurückzieht. Am Ende der Stunde spielte er mit den Katzen Samba und Sherlock Mäusefangen, streichelte sie und genoss ihre Nähe. Es fiel ihm schwer, einen Abschluss zu finden: Die Stunde sei schnell vergangen und es sei ganz toll gewesen, äußerte er.

In der dritten Stunde wünschte sich Maurice, zuerst zu den Ziegen zu gehen und danach noch eine gemeinsame Zeit mit dem Kaninchen Niggi zu verbringen (Förderung der Empathie). In der Kontaktaufnahme mit den Ziegen zeigte er sich etwas ängstlich, dankbar nahm er Hinweise an und setzte sie gekonnt um. Er freute sich, wenn sie auf sein Rufen reagierten (Selbstwirksamkeit erfahren). Zum Abschluss erhielten sie von ihm ein Futterstückchen. Er verabschiedete sich von jedem einzelnen Tier, indem er ihm über das Fell streichelte. Das Kaninchen Niggi befand sich im Gras. Er näherte sich ihm behutsam an und bat das Kaninchen um Erlaubnis, es streicheln zu dürfen. Maurice schätzte die Signale des Kaninchens korrekt ein, er genoss die Nähe des Tieres und besonders das Streicheln. Am Ende sagte er, es sei eine tolle Stunde gewesen und dass er die Zeit mit den Ziegen und mit dem Kaninchen sehr genossen habe.

Maurice wurde ruhig, freundlich und zugewandt erlebt und begann sich mehr mitzuteilen. Bei den Ziegen war er noch ängstlich und blieb auf Distanz. Beim Verabschieden wagte er es, noch einmal kurz auf sie zuzugehen und jede Ziege einzeln zu berühren.

Die Patient-Tier-Dyade als Übungsfeld für soziale Interaktionen

Die Beziehungserfahrung im Kontakt mit einem Tier, das die Patient*innen bedingungslos annimmt, kann ein erster Schritt sein, sich wieder für menschliche Sozialkontakte zu öffnen. Durch die Patient*in-Tier-Dyade werden erlernte Verhaltens- und Beziehungsmuster erkennbar und zugleich ist sie ein modellhaftes Übungs- und Lernfeld für soziale Interaktionen und Beziehungen (Hörsting 2020).

Zum Kaninchen Niggi entwickelte Maurice eine besondere Beziehung und ging sehr feinfühlig mit ihm um. Da das Kaninchen ab und zu unter Verstopfung (Köttelkette bei Haarwechsel) litt, ließ es sich an diesen Tagen nicht streicheln. Maurice akzeptierte dieses Verhalten und begrüßte und verabschiedetet es aus der Ferne. An manchen Tagen brachte er Kräuter mit, um Niggi zu verwöhnen.

Bei den Meerschweinchen verhalf ihm der routinierte Ablauf (von der Wiese holen, Futter vorbereiten, Wasser wechseln), sicherer und selbstständiger zu werden. Zu diesen Tieren entwickelte er eine fürsorgliche Haltung und begann unaufgefordert, sich die Namen der Tiere und ihre Eigenheiten zu merken.

Die Katzen waren ihm als Tierart vertraut, doch da er die beiden Katzen nicht wirklich kannte, begegnete er ihnen vorsichtig bei Berührungen. Das Mäusesuchspiel auf Distanz war ihm dagegen sehr vertraut und bereitete ihm Freude.

Maurice wünschte sich, mit den Ziegen spazieren zu gehen. Die Planung dieser Intervention wurde mit Maurice besprochen, er wurde zuvor auf die Signale der Tiere und die Regeln hingewiesen. Da es sich um vier lebhafte und herausfordernde Ziegen handelte und Maurice anfangs eher scheu wirkte, nahm die Therapeutin zu ihrer Sicherheit eine weitere Person (in diesem Fall eine Tierpflegerin) mit, die sich mit den Ziegen auskannte und im Notfall die Tiere übernehmen konnte, um genügend Raum für die Sicherheit und das Wohlergehen von Maurice zu haben. Die Herausforderung bestand darin, Maurice genügend Zeit für das eigene Erleben zu lassen, um dieses in der Reflexion aufgreifen und sichtbar machen zu können.

Maurice wird mutiger und stärkt seine Selbstwirksamkeit.

Maurice nahm die Hinweise an, setzte sie direkt um und konnte Selbstwirksamkeit erfahren. Im weiteren Verlauf wurde ersichtlich, dass er mutiger wurde, eigenständig vorausplante und Entscheidungen traf (welchen Weg er gehen möchte; wo die Ziegen essen dürfen; wann gegangen wird, ohne an den Gebüschen zu knabbern; wann ein guter Zeitpunkt ist, sich anzunähern und zu streicheln). Er lernte schnell, seine Angst vor ihnen und ihrem Temperament abzubauen. Das bewusste Erleben seiner Selbstwirksamkeit gab ihm Selbstvertrauen. Er lernte die einzelnen Tiere einzuschätzen, blieb länger und näher bei ihnen und traute sich, sie zu streicheln, wenn sie an ihm vorbeiliefen. Zurückgreifend auf die erworbenen Erfahrungen und den vertrauten Umgang mit den Ziegen konnte die Therapeutin frühzeitig aufschlussreiche Situationen erkennen und im Gespräch aufgreifen. Für sie bestand die Herausforderung in der Zusammenarbeit mit Maurice darin, ihm in der aktuellen Situation die Signale der Tiere sichtbar zu machen, um ihn in seiner Selbstwirksamkeit zu stärken und nicht zu schwächen. Maurice lernte, die Signale der Tiere klarer einzuordnen und Bedürfnisse wahrzunehmen. Bei den Ziegen blieb während der gesamten Therapie ein gewisses Maß an Unsicherheit bestehen. Selbst noch in der letzten Stunde fragte er nach, ob er die Signale richtig verstanden hatte.

Diskussion des Therapieverlaufs

Insgesamt wurden mit Maurice 13 Therapieeinheiten durchgeführt. Die Therapie fand einmal wöchentlich statt, zu Beginn dauerte eine Einheit 60 Minuten, nach dem dritten Setting 90 Minuten. Die Tiergestützte Therapie endete mit dem Übertritt in ein Schulheim.

Während der Therapiestunde hatte er mit zwei bis drei Tierarten Kontakt. Da Maurice eine Aufmerksamkeitsstörung hatte und die Therapeutin weder ihn noch die Tiere überfordern wollte, ließ sie ihm die Wahl, ob er mit zwei Tierarten (Meerschweinchen und Kaninchen Niggi) arbeiten oder eine weitere einbeziehen oder kennenlernen wollte. Die Therapeutin fand es stimmig, bei Maurice die Aufmerksamkeit zu fokussieren und erst danach in eine Aktivität überzugehen. Es war ihr ein Anliegen, dass er mitentscheiden konnte und auch gefragt wurde, ob er z. B. lieber länger bei den Meerschweinchen und dafür nicht so lang bei

TABELLE 3: Fallbeispiel Maurice, Tierbezogene Aufgaben und Effekte

	Aufgaben	Effekte
Meerschweinchen	Ritual, Ablauf einüben	• Sicherheit und Selbstständigkeit entwickeln
	Versorgen der Tiere mit Futter	• Fürsorge und Empathie erleben • Verantwortung übernehmen
	Signale beobachten	• Gelenkte Aufmerksamkeit, • Bedürfnisse wahrnehmen
	Tiere mit Namen nennen	• Lernfähigkeit üben
Kaninchen	Niggi: Kontaktaufnahme	• Signale beobachten, Nähe und Distanz erleben
	Streicheln, auf Schoß füttern	• Nähe, zärtliche Momente, Sinneserfahrung und Gefühle erleben
	Futterspiele mit Snackboard	• In Geduld das Gegenüber wahrnehmen, achtsam sein
Katzen	Kontaktgestaltung	• Signale beachten, Nähe-Distanz regulieren
	Spielen	• Eigene Spielstrategien entwickeln
	Streicheln	• Zärtliche Momente erleben, Sinneserfahrung
Ziegen	Beobachten	• Das einzelne Tier und seine Art der Kommunikation kennenlernen • Signale erkennen • Auf Bedürfnisse des Individuums achten – Transfer zu sich selbst herstellen
	Kontaktaufnahme	• Nähe- und Distanzerleben • Sich beschnuppern lassen • In Beziehung gehen • Streicheln des Fells
	Führen	• Selbstwirksamkeit erkennen lernen • Vorausplanen • Entscheidungen treffen

den Ziegen sein wollte. Es gab Therapiestunden mit zwei Tierarten, was er sich so ausgesucht hatte. Doch dann konnte er es kaum aushalten, wenn er sah, dass z. B. auch die Katzen anwesend waren.
Die gesetzten Ziele wurden erreicht. Durch die routinierten Abläufe bei den Meerschweinchen reduzierte sich die Anspannung. Sein Selbstvertrauen und seine Eigenständigkeit wurden gestärkt. Emotional verbunden fühlte er sich mit dem Kaninchen Niggi und mit den Meerschweinchen. Bei diesen Tieren konnte er seine fürsorgliche, empathische Seite leben und Gefühle ausdrücken.
Maurice konnte von allen Tieren profitieren, etwas Neues lernen und erleben. Bei den Kaninchen, den Katzen und den Ziegen machte er taktil-kinästhetische Erfahrungen durch Betasten, Streicheln, Bürsten und das Fühlen des warmen Körpers und Fells. Die Ziegen waren und blieben eine Herausforderung. Die gezielte Vorgehensweise, wach und präsent zu sein, forderte und beglückte ihn, wenn die Tiere ihm folgten. Bei ihnen lernte er, seine Wirksamkeit klar zu erkennen und die Bedürfnisse der Tiere mit seinen eigenen zu vergleichen.
Es war schwierig, ein verlässliches Fazit über den Therapierfolg abzugeben, da nur Momentaufnahmen beschrieben werden konnten. Ein Erfolg war sicherlich, dass Maurice selbstständiger Aufgaben ausführte, sich mehr zutraute und sich wohlwollender verhielt. Nach der tiergestützten Therapie wurde er auf der Abteilung als wesentlich ruhiger wahrgenommen, jedoch zeigten sich weiterhin Konflikte mit den Sozialpädagog*innen und den anderen Kindern.
Im Abschlussgespräch reflektierte Maurice die erste Begegnung mit der Therapeutin, die daraus entstandene positive Entwicklung und hoffte, dass ihm dies auch im Schulheim gelingen würde. Des Weiteren äußerte Maurice, dass er sehr gerne auf der Kinderpsychiatrischen Abteilung gewesen sei, da ihm die Menschen vertraut waren und die tiergestützte Therapie ihm gutgetan habe.

Erkenntnisse

Maurice wurde zu Beginn der Therapie als ängstlich und zurückgezogen beschrieben. Nachdem er die Tiere kennengelernt hatte, entwickelte er eine starke emotionale Bindung zu den Meerschweinchen und zu dem Kaninchen Niggi. Er ging fürsorglich mit ihnen um. Von der Kinderpsychiatrischen Abteilung wurde – wie zuvor bereits erwähnt – berichtet, dass Maurice nach der tiergestützten Therapie wesentlich ruhiger wahrgenommen wurde. Er konnte sich dann auch positiver einbringen. Dieser positive Effekt hielt bei Maurice unterschiedlich lange an, zwischen einer und drei Stunden.

Maurice wie auch die erwachsenen Patient*innen wurden zu Beginn oft als unsicher und ängstlich erlebt und teilten sich nur auf Ansprache mit. Durch den Kontakt oder die Anwesenheit der Tiere fiel es ihnen leichter, eine Beziehung zu ihrer Therapeutin aufzubauen und ihr zu vertrauen. Um neue Tierarten kennenzulernen und innere Sicherheit zu erlangen, wurden die Tiere zunächst in ihrem Verhalten und in ihrer Kommunikation untereinander beobachtet.

Durch das Beobachten und die Interaktion mit dem Kaninchen hat Maurice gelernt, die Bedürfnisse und Gefühle des Tieres zu erkennen, indem er darauf achtete, wann das Tier hungrig war, sein Bedürfnis nach Nähe und Streicheleinheiten zeigte oder Distanz signalisierte. Diese Fähigkeit ermöglichte es ihm, die Interaktion mit anderen Kindern zu verbessern, indem er einfühlsamer auf deren Emotionen reagierte. Die Verantwortung für ein Tier kann das Selbstbewusstsein und den Selbstwert sowohl bei Kindern wie auch bei Erwachsenen stärken. Die Kinder entdecken, wie sie Verantwortung für ein Lebewesen übernehmen können, während die Erwachsenen durch die positiven Erfahrungen in der Pflege und Betreuung des Tieres ein Gefühl der Zufriedenheit und Erfüllung gewinnen.

Maurice hatte die Möglichkeit, das Verhalten von Tieren zu beobachten, insbesondere das Interagieren von Ziegen. Täglich konnte er sehen, wie sie Konflikte untereinander austrugen. Im Gespräch mit der Therapeutin wurde dieses Beobachtete thematisiert und auf seinen Alltag übertragen. Maurice lernte, seine eigenen Konflikte zu erkennen und neue Lösungsansätze zu entwickeln. Statt wie früher zu reagieren, versuchte er nun, Kompromisse zu finden oder Missverständnisse auszuräumen.

Erwachsene Patient*innen derselben Klinik, die ebenfalls an einer tiergestützten Therapie teilnahmen und gefragt wurden, wie lange ihre veränderte Befindlichkeit nach der jeweiligen Stunde anhielt, antworteten unterschiedlich. Einige äußerten, dass der Grübelzwang oder die Symptomschmerzen nach Verlassen des Tierhauses bereits wieder gegenwärtig waren. Andere erzählten, dass die Unzufriedenheit wieder aufflammte, sobald sie der Person begegneten, die das Gefühl ausgelöst hatte. Eine Patientin, die ihre verstorbenen Katzen vermisste, berichtete, dass es ihr nach dem Kontakt mit den Katzen viel besser ging und dieses positive stimulierende Gefühl mehrere Tage anhielt.

Tiere können durch ihre beruhigende Präsenz emotionale Unterstützung bieten, die Stress und Angst reduziert. Bei Kindern kann dies helfen, emotionale Regulation zu fördern, während Erwachsene oft von der emotionalen Bindung profitieren, die das Gefühl der Einsamkeit verringert.

Da Tiere den Menschen bedingungslos akzeptieren und keine Vorurteile hegen, kann der Kontakt zu ihnen sowohl für Kinder als auch für Erwachsene äußerst bereichernd sein. Besonders für Menschen, die sich isoliert oder benachteiligt fühlen, kann die Erfahrung, von Tieren angenommen und akzeptiert zu werden, als wertvoll und heilend empfunden werden.

Diagnosespezifische Interventionen in der tiergestützten Therapie

Wie im Kapitel zur wissenschaftlichen Evidenz dargelegt, gibt es nach dem therapeutischen Einsatz von Tieren bei Menschen mit verschiedenen psychiatrischen Krankheitsbildern Hinweise auf biopsychosoziale Effekte. Im vorliegenden Kapitel werden die verschiedenen psychiatrischen Krankheitsbilder und die damit verbundenen Symptome noch etwas differenzierter betrachtet und in Bezug zur therapeutischen Arbeit gesetzt. Thematisiert wird, was es bei den unterschiedlichen Diagnosen und Symptomen in der Praxis zu beachten gilt. Denn nur mit diesem Wissen können die kognitiven und emotionalen Einschränkungen im Verhalten und Erleben, welche bei den unterschiedlichen Patient*innen im Vordergrund stehen, gezielt in der Therapie berücksichtigt und gefördert werden.

Depression

Menschen mit einer Depression leiden unter innerer Leere, gedrückter Stimmung, Interessenverlust und Freudlosigkeit, vermindertem Antrieb mit erhöhter Ermüdbarkeit und Aktivitätseinschränkung sowie negativen Gedanken und Emotionen. Es kommt zum Rückzug aus sozialen Kontakten. Schuldgefühle und Gefühle der Wertlosigkeit stellen sich ein. Das Interesse an Aktivitäten und Hobbys geht verloren. Das Haus zu verlassen wird zu einem Kraftakt.

Sehr wichtig ist, dass die Therapeut*innen gegenüber den Patient*innen die Schwere der Erkrankung anerkennen, keine Ratschläge erteilen und gleichzeitig die eigenen Grenzen aufzeigen. Eine geduldige und einfühlsame Haltung, das Vermitteln von Hoffnung und wertschätzende Aussagen helfen, eine vertrauensvolle Beziehung aufzubauen.

Den Patient*innen fällt es leichter, ihre Antriebsschwäche zu überwinden, wenn sie wissen, dass sie mit einem Tier in Kontakt kommen und gemeinsam etwas erleben werden.

Im Kontakt mit dem Tier fühlen sie sich angenommen und der Wunsch, fürsorglich sein und etwas Gutes tun zu wollen, wird geweckt. Sinnstiftende Aufgaben helfen mit, das »Gebrauchtwerden« und die Selbstwirksamkeit wieder neu zu erleben.

Schon das Beobachten und Begrüßen des Tieres fördert positives Erleben.

Durch gezielte Übungen kann das Gedankenkreisen unterbrochen werden. Über Sinneserfahrungen mit Schafen, Ziegen, Kaninchen, Katzen, Hunden (fühlen, riechen, streicheln) oder das Verweilen im gegenwärtigen Moment können achtsame Momente vermittelt werden. Da Tiere infolge der Biophilie die Aufmerksamkeit des Menschen auf sich ziehen, wirken sie ebenso gut auch als Ablenkung. Durch das Beobachten eines lebenden Gegenübers können negative Gedanken und Ängste vermindert werden. Dieser Mechanismus der Ablenkung führt auch zur Reduktion von Schmerzempfinden und negativer Befindlichkeit (Beetz & Bales 2016).

Tierkontakte verbessern die Stimmung und können depressive Symptome reduzieren. Dies ist für Kinder und ältere Menschen mit und ohne physische und psychische Erkrankungen belegt (Souter & Miller 2007). Allerdings gilt das nicht vorbehaltlos, bei Haustierbesitzer*innen können sich auch negative Wechselwirkungen entwickeln. Rieger und Turner (1999) untersuchten, wie die depressive Stimmung das Verhalten von allein lebenden Personen gegenüber ihren Katzen beeinflusst. Es wurde festgestellt, dass depressive Menschen dazu neigen, sich weniger um ihre Katzen zu kümmern und weniger Zeit mit ihnen zu verbringen. Auch negative Veränderungen in der Interaktion und der emotionalen Bindung zu den Tieren konnten beobachtet werden. Gleichzeitig verändert sich auch das Verhalten der Katzen, die sensibel auf die Stimmung ihrer Besitzer*innen reagieren, indem sie vermehrt miauen, sich zurückziehen oder ihr Fressverhalten verändern. Dies wiederum kann die depressive Stimmung der Besitzer*innen verstärken, sodass ein negativer Kreislauf entsteht. Wenn Katzen negativ auf die depressive Stimmung reagieren, fühlen sich die Besitzer*innen möglicherweise noch schlechter. Um Haustiere als Quelle emotionaler Unterstützung nutzen zu können, ist es zentral, bei therapeutischen Interventionen auch die Beziehung, die die Patient*innen zu ihren Haustieren haben, zu berücksichtigen. Dadurch lässt sich nicht nur das Wohlbefinden depressiver Menschen, sondern zugleich das ihrer Haustiere verbessern. Auch die psychische Gesundheit im Allgemeinen ist mit der Pflege und Interaktion mit Haustieren verknüpft.

Aufmerksamkeitsdefizit-Hyperaktivitätsstörung (ADHS)

Die Aufmerksamkeitsdefizit-Hyperaktivitätsstörung (ADHS) wird in der Regel spätestens im Grundschulalter erkannt. Die Aufmerksamkeitsstörung zeigt sich in einer leichten Ablenkbarkeit durch Kleinigkeiten. Dem Kind fällt es schwer, sich zu konzentrieren und dem Schulunterricht zu folgen oder die Hausaufgaben zu erledigen. Beschäftigungen werden nach kurzer Zeit abgebrochen und eine andere Aktivität angefangen. Die Hyperaktivität zeigt sich in einem starken Bewegungsdang und einer auffälligen Unruhe. Stillsitzen, auch nur für eine kurze Zeit, fällt schwer oder ist gar nicht möglich. Die Impulsivität ist oft mit einer fehlenden Kontrolle über die Handlungsplanung verbunden. Die Kinder handeln einem plötzlichen Antrieb folgend und nicht vorausschauend. Die Antwort bricht aus ihnen heraus, bevor die Frage zu Ende gestellt worden ist, oder sie beginnen mit der Umsetzung einer Aufgabe, ohne diese komplett verstanden zu haben.

In der kinderpsychiatrischen Abteilung ist das Verhindern von Gewalt unter Kindern ein vorrangiges Ziel. Dementsprechend werden Programme zur Entwicklung und Förderung von prosozialen Kompetenzen umgesetzt, um aggressive und destruktive Handlungen zu reduzieren. Auch bei ADHS ist die Empathieförderung ein zentraler Bestandteil der tiergestützten Therapie.

Eigene und fremde Bedürfnisse wahrnehmen lernen

In der tiergestützten Therapie lernen die Kinder in der Interaktion mit dem Tier ihre eigenen Emotionen und Bedürfnisse und die des Tieres wahrzunehmen und zu erkennen. Der regelmäßige Ablauf der Stunde vermittelt ihnen Sicherheit, die Zeit der empathischen Zuwendung wird zunehmend größer und wichtiger. Durch gezielte Interaktionen mit dem Tier (z. B. Agility mit Katze, Kaninchen, Hühnern) lernen die Kinder ihre Selbstwirksamkeit kennen und gewinnen an Selbstvertrauen. Durch Tierkontakte verbessert sich die Stimmung. Das Kind wird ruhiger, einfühlsamer und geduldiger. Es wirkt konzentrierter und kann Gefühle und Impulse besser kontrollieren und lernt diese zu thematisieren.

Posttraumatische Belastungsstörung

Die Posttraumatische Belastungsstörung ist eine Stressreaktion, bei der Menschen unter dem permanenten Wiedererleben des traumatischen Ereignisses leiden, z. B. in Form von Rückblenden (Flashbacks) oder Albträumen. Mit aller Macht versuchen die Betroffenen, die Erinnerungen abzuschalten, was zu Vermeidungsverhalten führen kann. Dabei werden Orte und Personen, die an das Trauma erinnern, gemieden. Sozialer Rückzug ist die Folge. Andere Menschen, auch Freunde, fühlen sich zunehmend fremd an. Es kann zu einer emotionalen Abgestumpftheit kommen. Gleichzeitig tritt ein erhöhter Erregungszustand auf. Die Betroffenen reagieren heftig und schreckhaft auf laute Geräusche sowie Menschen und Situationen, die sie nicht kennen. Sie sind extrem wachsam in Bezug auf ihre Umwelt, für sie lauert überall Gefahr.

In der Behandlung von Menschen mit Traumafolgestörungen wird in der ersten Phase eine stabile Vertrauensbasis zwischen Patient*in und Therapeut*in aufgebaut. In dieser Phase werden Fähigkeiten wiederentdeckt und Skills kennengelernt, um Gefühle und innere Anspannung regulieren zu lernen. Dazu werden Techniken erprobt, um aufkommende Bilder und Gefühle von einem sicheren Blickwinkel zu betrachten oder auch »wegzupacken«. Imaginationstechniken kommen ebenso zum Einsatz wie Atem- und Entspannungsübungen.
Bereits erlernte Skills können in der Zusammenarbeit mit den Tieren angewandt werden. Zuvor wird mit den Patient*innen über das Thema bzw. Ziel der tiergestützten Therapie gesprochen. Die Übung mit dem Tier wird geplant und im Anschluss wird darüber reflektiert.
Beispiele für Therapieinhalte und damit verbundene Ziele sind die Wahrnehmung eigener Emotionen, die Emotionsregulation, die Fürsorge für sich und das Tier und das Erlernen eines achtsamen Umgangs mit dem Tier, wozu auch die Übernahme von Verantwortung und der Aufbau eines Vertrauensverhältnisses gehören. Im Vordergrund stehen die eigenen Gefühle und die Selbstwahrnehmung.

Psychosen

Der Begriff Psychose wird verwendet, um Zustände zu benennen, die zu einer vorübergehenden Veränderung im Erleben der Realität führen. Das Fühlen, Denken, Wollen und Handeln hat sich befremdlich verändert. Die Menschen, die solche Veränderungen erleben, leiden unter einer psychotischen Episode.
Ganz unterschiedliche Störungen können eine Psychose auslösen. Eine der häufigsten ist die Schizophrenie. Auch Epilepsien und Depressionen gehen manchmal mit Psychosen einher. Auch Drogen oder Medikamente, Hirnverletzungen und Stoffwechselstörungen können zu einer Psychose führen. Menschen, die an einer Psychose erkranken, zeigen Veränderungen im Denken und in der Wahrnehmung. Das Ich-Gefühl und die Wahrnehmung anderer Menschen oder der Umwelt haben sich verändert. Das führt zu Ängsten und zu gesteigertem Misstrauen sowie erhöhter Reizbarkeit. Auftreten können abgestumpfte oder übersteigerte Gefühle, Niedergeschlagenheit, veränderter Appetit, weniger Energie und Antrieb.

Ein offenes Setting eignet sich für instabile und leicht überforderte Patient*innen.

Im stationären Setting zeigen sich Patient*innen mit einer Psychose wenig stabil und schnell überfordert. Oft schaffen sie es nicht, regelmäßig an einem Therapieprogramm teilzunehmen, obwohl sie großes Interesse daran äußern. Angebote mit einem offenen Setting, in dem sie sich kurzfristig für eine Teilnahme entscheiden können, scheinen für sie am ehesten umsetzbar zu sein.

Im Rahmen der tiergestützten Arbeit bieten wir für diese Patient*innen die *tiergestützte Förderung (Kleingruppe)* an. Sie werden von der Ziegengruppe oder zwei Schafen bei der Abteilung abgeholt und zu einem Spaziergang eingeladen. Der Austausch untereinander, das Erleben mit den Tieren und der Natur stehen im Vordergrund. Patient*innen, die gern weitere Aufgaben im Tierhaus übernehmen möchten, können diese jederzeit anmelden.

Abhängigkeit

Unter Abhängigkeitserkrankungen werden sowohl Substanzabhängigkeiten als auch Verhaltenssüchte (z. B. Glücksspiel) verstanden. Beide zeigen Merkmale einer psychischen Abhängigkeit, jedoch bestehen auch Unterschiede. Verhaltenssüchte führen nur in seltenen Fällen zu einer physischen Abhängigkeit, während sich bei substanzgebundenen Süchten die Abhängigkeit auch körperlich zeigt.
Suchtkranke verändern sich häufig in ihrer gesamten Persönlichkeit und unterliegen starken Stimmungsschwankungen. Sie sind oft weniger zugänglich, fallen am Arbeitsplatz durch nachlassende Leistung, Unkonzentriertheit oder Desinteresse auf. Sie vernachlässigen Schule, Hausarbeit und soziale Kontakte. Durch die starke Belastung des Suchtverhaltens wird die Lebensführung stark beeinträchtigt.
Im stationären Setting zeigen sich Patient*innen mit einer Abhängigkeitserkrankung wenig stabil und schnell überfordert. Häufig gelingt es ihnen nicht, regelmäßig zur Therapie zu erscheinen. Durch eine offene, geduldige und einfühlsame Haltung des Therapeuten oder der Therapeutin, die mit klaren Richtlinien, Anerkennung der Schwierigkeit einer regelmäßigen Teilnahme und Ermutigung einhergeht, kann ein vertrauensvoller Beziehungsaufbau gelingen.
Bei der Beschäftigung mit den Tieren steht die gemeinsame Zeit im Vordergrund und das Craving kann in den Hintergrund treten. Die Fürsorge für das Tier, das Füttern und sinnstiftende Aufgaben ersetzen Langeweile und negative Gedanken. Im Anführen der Schaf- oder Ziegengruppe können Selbstwirksamkeit und positives Selbsterleben trainiert werden, Gewohnheiten können sich ändern. Durch das Streicheln und achtsame Füttern der Tiere entspannt sich der Körper, die Gedanken werden ruhiger, Depressionen und Ängste werden abgebaut. Durch gezielte Interaktionen mit dem Tier kann das Selbstvertrauen aufgebaut werden, Spannungszustände und Aggressionspotenzial nehmen ab, Antrieb und Stimmung können sich verbessern.

Interaktionen mit den Tieren

Gemeinsam mit den Patient*innen wird das Tier aus der Distanz zunächst nur beobachtet, seine Signale und Verhaltensweisen werden besprochen. Erst danach wird das Tier aufgesucht. Das Tier entscheidet, ob es mitmachen möchte und sich nähert oder lieber nicht in Interaktion treten will und auf Distanz bleibt. Tiere registrieren vor allem die analogen Anteile. Sie verlangen vom Menschen eine echte und stimmige Beziehung, sofern sie in einer nahen Verbindung zueinanderstehen. Tiere nehmen den Menschen so an, wie er ist, stellen keine Bedingungen und haben keine Vorurteile. Für Kinder und Erwachsene mit einem geringen Selbstwertgefühl, die sich ausgegrenzt und benachteiligt fühlen, kann die Erfahrung, angenommen zu werden, sehr förderlich, wenn nicht sogar heilsam sein.

TABELLE 4: Indikation, entsprechende Interaktion und angesteuerte Effekte

Indikation	Interaktion und Effekte
Lernen, achtsam und im Hier und Jetzt zu sein	• Über Sinneserfahrung: Streicheln von Schaf, Ziege, Kaninchen, Katze, Hund • Beobachten von Hühnern, Ziegen, Eichhörnchen, Vögeln etc. • Atemübungen in der Natur
Sichere und positive Erfahrungen mit dem Tier machen	• Durch Beobachtung und direkten Kontakt mit dem Tier neue Erfahrungen sammeln • Kommunikation unter den Tieren beobachten • Neue Kenntnisse über das Tierverhalten aneignen, Strategien überlegen, sich einbringen
Beziehungsfähigkeit aufbauen, verbessern, üben	• Über das Tier mit sich und eigenen Gefühlen in den Kontakt kommen • Kommunikation und Signale der Kaninchen kennenlernen und diese füttern (Tiere auf den Schoß locken) • Verhalten und Signale der Ziegen kennenlernen, Grenzen zu setzen lernen (Ziegen können grenzüberschreitend sein, knabbern an Jacke und Schuhbändel) • Neues lernen und ausprobieren • Selbstwirksamkeit im Spaziergang mit den Schafen und Ziegen erfahren, indem die Tiere angeführt werden • Recall-Training mit Ziegen planen, üben • Agility mit Ziegen, Kaninchen, Katzen oder Hühnern planen und üben

Stolpersteine in der praktischen Arbeit

Wenngleich Tiere auf vielfältige Art und Weise in die Therapie eingebunden werden können, sollten auch die Grenzen der Behandlung bedacht werden, die nicht nur auf die spezifischen Krankheitssymptome der Patient*innen, sondern z. B. auch auf die Rahmenbedingungen, die Eigenart der Tiere oder den fachlichen Hintergrund oder eine noch geringe Erfahrung der therapeutischen Fachkraft zurückgeführt werden können.
Ausschlaggebend für das tiergestützte Handeln ist es, die Krankheitssymptome und die individuellen Präferenzen der Patient*innen zu kennen und ein fachtherapeutisches Ziel zu haben, welches auf wissenschaftlichen Erkenntnissen basiert. Es gilt, dieses Ziel mit angemessenen therapeutischen Methoden zu erreichen. Unerwartete Situationen, z. B. von außen kommende Störungen oder auch die plötzliche Erinnerung an eine negative Erfahrung, können jederzeit eintreten.

Beispiel Flashback

CARLOS, 51 Jahre alt, war wegen Spielsucht und Alkoholkonsum in der Klinik. Er hatte schon mehrmals an der tiergestützten Therapie teilgenommen, als er eines Tages beim Füttern der Hühner einen Flashback erlebte. Dabei wurde er plötzlich still, in sich gekehrt und abwesend. Er teilte mit, dass ihn die Hühner an Situationen aus seiner Kindheit erinnerten und ihn dies emotional belaste. Ein Einzelgespräch, das ihm angeboten wurde, lehnte er dankend ab und machte sich auf den Weg zum Sport. Als er das Tierhaus verließ, wirkte er aufgewühlt. Die Abteilung wurde darüber telefonisch informiert, um das Thema in einem Therapiegespräch mit dem Arzt aufgreifen zu können. Eine Woche später konnte eine Nachbesprechung stattfinden. Dabei erzählte er von grenzüberschreitenden Erlebnissen aus der Kindheit, die ihn beim Hühnerfüttern überwältigt hatten. Er wünschte sich, den Hühnern weiterhin begegnen zu können. Wir vereinbarten ein Codewort, um ihn im Falle eines erneut auftretenden Flashbacks wieder zurückholen zu können. ■

Beispiel Angst

NESRIN, 49 Jahre alt, war wegen einer depressiven Störung und einer Posttraumatischen Belastungsstörung in stationärer Behandlung. Sie erwähnte, dass sie sich nicht gut fühle, Albträume und Durchschlafschwierigkeiten habe. Nesrin verfolgte das Ziel, sich im Kontakt mit einem Kaninchen auf das Tun zu fokussieren und den Kontakt genießen zu können. Sie schien sich darüber zu freuen, dass das Tier öfter und länger die Nähe zu ihr suchte, ihr aus der Hand aß und sich teilweise streicheln ließ. Nesrin nahm die Bedürfnisse des Kaninchens wahr und akzeptierte sie. Anschließend half sie bei der Krallenpflege und beobachtete die Situation. Nesrins Blick und Stimmung veränderten sich schlagartig. Auf

Nachfrage, wie es ihr gehe, wurde Nesrin emotional weinerlich. Sie äußerte, dass ihr die Situation (Halten des Kaninchens auf dem Schoß, leichtes Zucken bei der Krallenpflege) Angst mache und sie fürchte, dass das Kaninchen dabei verletzt werden könnte. In diesem Moment sei bei ihr ein Trigger ausgelöst worden. Sie erinnerte sich an Momente, in denen sie oder ihre Mutter festgehalten und verletzt worden waren. ■

Abseits der Situation wurde auf sie eingegangen und besprochen, dass sie diese Situation in der Psychotherapie aufgreifen sollte. Auf die Frage, wie sie sich nun etwas Gutes tun könne, antwortete Nesrin, sie wolle aus dem Hochbeet Pfefferminze pflücken und auf dem anschließenden Spaziergang weiter daran riechen, um sich zu beruhigen. Am Abend werde sie die Heilpflanze in einer Suppe verarbeiten.

Umgang mit Tod und Verlust

Wenn ein Therapiebegleittier stirbt, kann das als eine einschneidende Veränderung empfunden werden. Hat ein regelmäßiger Kontakt zwischen Patient*in und Tier stattgefunden, ist eine emotionale Beziehung entstanden. Für die Patient*innen kann der plötzliche Tod eines solchen Tieres einen großen Verlust bedeuten. Es kann zudem auch die Erinnerung an ein verstorbenes Haustier wecken. Stirbt ein geliebtes Haustier, trübt sich unsere Stimmung.

Auch für Tiere entsteht eine Lücke, wenn ein tierischer Partner vermisst wird. So konnte der Kater Samba nach dem Verschwinden seines Bruders Sherlock für mehrere Monate nicht mehr im tiergestützten Setting eingesetzt werden. Für drei Patient*innen war das sehr schwierig, sie konnten jedoch akzeptieren, dass Samba trauerte und einen neuen Weg für sich finden musste. Andere Patient*innen fragten in jeder Therapiestunde nach, ob Sherlock gesichtet worden war, äußerten Überlegungen, ob er verstorben war und wollten wissen, wie sich Samba verhält. Sie beschäftigten sich intensiv mit dem Verschwinden und Sterben und damit, nicht mehr anwesend zu sein. Ein Patient erzählte vom Verlust seiner Großmutter, wie nah sie ihm gewesen sei und wie sehr er sie nach so vielen Jahren noch immer vermisse. Wie er selbst immer wieder den Wunsch habe, zu sterben, jedoch sein Wunsch zu leben noch stärker sei. Die Tiere würden ihm dabei helfen, Trost und Kraft zu finden. Im psychotherapeutischen Gespräch wurden die Sehnsuchtsgedanken entsprechend behandelt.

Methoden und Instrumente

Die tiergestützte Therapie kann beratende, präventive, therapeutische oder pädagogische Methoden der Psychiatrie nicht ersetzen, sie kann diese jedoch ergänzen und auf diese Weise können sich neue Möglichkeiten für Patient*innen ergeben, die sich mit anderen Therapien schwertaten.
Bei den Tieren hilft ein ritualisierter Ablauf im Alltag, Sicherheit und Vertrauen zu vermitteln. Dadurch verfestigt sich das Wissen beim Tier und es weiß, welcher nächste Schritt ansteht. Ebenso können sich wiederholende Abläufe den Patient*innen Sicherheit vermitteln und sie zu eigenständigem Handeln befähigen und das Selbstvertrauen fördern.
Welche Methoden stehen uns zur Verfügung, um die tiergestützte Innovation zu einer gelingenden Therapie zu machen? Die Befindlichkeit des einzelnen Tieres hat entscheidenden Anteil an der heilenden Kommunikation mit dem kranken Menschen. Wie lässt sich das Tierwohl messen?

Verfahren zur Erhebung des Tierwohls

Den verantwortungsvollen Umgang mit den Tieren und die tiergerechte Haltung haben wir nun schon mehrfach thematisiert. Doch wie können wir prüfen, ob sich ein Tier tatsächlich wohlfühlt?
Zur Erhebung des Tierwohls gibt es eine Vielzahl von Methoden und Instrumenten, die sowohl Wissenschaftler als auch Praktiker verwenden. Diese Instrumente können grob in mehrere Kategorien eingeteilt werden: Beobachtung, physiologische Messungen, Verhaltensanalysen und Fragebögen. Es muss jedoch bedacht werden, dass standardisierte Erhebungen des Tierwohls mit einer Reihe von Schwierigkeiten verbunden sind. Dazu gehört die Subjektivität der Beurteilung, die zu unterschiedlichen Einschätzungen oder Interpretationen des Tierverhaltens führen kann. Nicht alle Indikatoren sind in gleichem Maße validiert und zuverlässig, und je nach Kontext oder Tierart ist ein Indikator besser oder weniger gut geeignet. Weiter können Umweltfaktoren, wie Wetter, Lichtverhältnisse und Gelände die Datenerhebung und -bewertung erheblich beeinflussen. Schlechte Bedingungen können die Sichtbarkeit und damit die Genauigkeit der Beobachtungen einschränken. Zudem sind Erhebungen oft nicht praktikabel oder (zeitlich und

personell) sehr ressourcenintensiv. Auch die Individualität eines Tieres spielt eine Rolle. Technologische Hilfsmittel wie Videoüberwachung und Sensoren können nützlich sein, sind aber nicht immer verfügbar oder praktikabel. Zu berücksichtigen sind auch die unterschiedlichen Regionen und Kulturen, die unterschiedliche Vorstellungen und Standards bezüglich des Tierwohls haben, was die Entwicklung und Anwendung einheitlicher Standards zusätzlich erschwert.
All diese Faktoren machen die standardisierte Erhebung des Tierwohls zu einer komplexen und herausfordernden Aufgabe, die eine sorgfältige Planung und Anpassung an die spezifischen Bedingungen und Bedürfnisse der Tiere erfordert.

Forschungsprojekte rund um das Tierwohl

Das Bundesamt für Lebensmittelsicherheit und Veterinärwesen führt eine Liste zu aktuellen Forschungsprojekten rund um das Tierwohl, welche mit dem nebenstehenden QR-Code abrufbar ist.
Die im Nachfolgenden vorgestellten Methoden und Instrumente bieten zusammen eine fundierte Basis, um das Tierwohl in verschiedenen Kontexten und für verschiedene Tierarten zu beurteilen. Sie helfen dabei, objektive Daten zu sammeln und darauf basierende Verbesserungen in der Tierhaltung umzusetzen.

Beobachtungsbasierte Methoden

Direkte Beobachtung: Überwachung der Tiere durch geschulte Personen, die bestimmte Verhaltensweisen und physische Zustände dokumentieren.
Checklisten und Scoringsysteme: Verwendung standardisierter Checklisten und Scoringsysteme wie dem Animal Welfare Indicators (AWIN) Protokoll, das spezifische Indikatoren für das Wohlbefinden erfasst. Nähere Informationen dazu findet sich auf der Website (animalwelfair.com).

Physiologische Messungen

Hormonanalysen: Messung von Stresshormonen wie Cortisol in Blut, Speichel oder Kot der Tiere.
Herzfrequenz und Herzfrequenzvariabilität: Überwachung der Herzfrequenz als Indikator für Stress und Wohlbefinden.
Immunsystem-Bewertungen: Analyse der Immunantwort als Hinweis auf chronischen Stress oder andere gesundheitliche Probleme

Verhaltensanalysen

Ethogramme: Erstellung von Verhaltensinventaren, um das normale und abnormale Verhalten der Tiere zu dokumentieren.

Verhaltensbeobachtungen: Langzeitüberwachung des Verhaltens der Tiere, um Muster und Veränderungen zu erkennen.
Automatisierte Überwachung: Einsatz von Videokameras und Bewegungssensoren zur kontinuierlichen Überwachung des Tierverhaltens.

Fragebögen und Interviews

Befragung von Fachkräften: Verwendung von standardisierten Fragebögen, um Informationen über die Pflege und Haltung der Tiere zu sammeln.

Umweltparameter

Haltungsbedingungen: Bewertung der physischen Umgebung, in der die Tiere gehalten werden, einschließlich Platzangebot, Einstreu, Futter- und Wasserversorgung (zur Qualitätssicherung siehe Seite 135).
Klimatische Bedingungen: Überwachung von Temperatur, Luftfeuchtigkeit und Luftqualität im Stall oder Gehege.

Kombinierte Ansätze

Welfare Quality® Assessment Protocol: Ein umfassendes Bewertungssystem, das mehrere der oben genannten Methoden kombiniert, um eine ganzheitliche Bewertung des Tierwohls zu ermöglichen. Nähere Informationen dazu finden sich auf der Website animalwelfair.com.
Integrated Diagnostic Systems: Kombination verschiedener Datenquellen und Analysemethoden zur Erstellung eines umfassenden Bildes des Tierwohls.

Achtsamkeit leben

Die Tiere holen uns ins Hier und Jetzt. Betritt eine Katze den Raum, richtet sich jegliche Aufmerksamkeit auf das Tier. Bewegt sich ein Schaf auf einen Menschen zu, wendet der Mensch seinen Blick und seine Gedanken auf das Tier. Wer achtsam ist, lebt in der Gegenwart, im Hier und Jetzt, ganz bewusst, ohne zu urteilen. Er achtet auf seine Wahrnehmung, auf seine Sinne, auf das Hören, Schmecken und Fühlen. Er ist präsent.

Wenn ich esse, esse ich, wenn ich gehe, gehe ich und wenn ich schlafe, schlafe ich.

Achtsamkeit bedeutet, sich auf den Moment zu fokussieren und sich nicht in seinen Gedanken zu verheddern. Sehr beschäftigte Menschen können sich mehr

Raum und Zufriedenheit verschaffen, indem sie achtsam einen Tee trinken und alltägliche Tätigkeiten zu achtsamen Übungen machen (Bügeln, Duschen, Zähne putzen etc.).

Bekannt ist die Methode des amerikanischen Molekularbiologen Jon Kabat-Zinn. Bereits in den 1970er-Jahren entwickelte er eine Technik zur Stressbewältigung, die auf Prinzipien des Buddhismus beruht. Das Programm der Achtsamkeitsbasierten Stressreduktion (Mindfulness-Based Stress Reduction, MBSR) schult die Achtsamkeit mit einer Kombination aus Atem- und Yogaübungen. Absicht ist, ruhig und bewusst wahrzunehmen, was im Moment erlebt wird. Das kann zu mehr Gelassenheit, Zuversicht, Anteilnahme und Konfliktfreiheit führen.

Wesentlich sind die drei Aspekte absichtlich, vorurteilsfrei und gegenwärtig. Jon Kabat-Zinn schreibt: »Achtsamkeit beinhaltet, auf eine bestimmte Weise aufmerksam zu sein: bewusst im gegenwärtigen Augenblick, ohne zu urteilen« (Kabat-Zinn 2015, S. 20).

In der tiergestützten Therapie gibt es viele Möglichkeiten, achtsame Momente einzubauen und die Patient*innen absichtlich den gegenwärtigen Moment bewusst erleben zu lassen. Sei es die Wärme der Ziege zu spüren, wenn sie sich an uns lehnt oder unsere Fingerspitzen ihr Fell massieren. Das weiche, fettende Haar des Schafes zu spüren, wenn wir in die Wolle greifen. Oder einfach die Sonne genießen und das Prickeln auf der Haut wahrnehmen, wenn ein Sonnenstrahl unseren Arm berührt. Den Duft der Rose oder des Heus zu riechen. Einer Amsel zuhören, die ihr Morgenlied singt. Oder dem Hahn zusehen, der seine Hennen ruft, wenn er ein schmackhaftes Futter entdeckt hat.

Tiere zu beobachten ist eine interessante Achtsamkeitsübung. Wie entspannt ist die Katze, wenn sie schläft? Wie reagiert sie auf das Streicheln? Wie fordert sie ihr Futter ein? Wie ausgeglichen ist die Ziege? Wann ist es Zeit für Bewegung und einen Spaziergang? Wie ist die Rangordnung in der Herde?

Um den gegenwärtigen Moment zu betrachten, ist es wichtig, vorurteilsfrei zu sein. Wir befinden uns schnell wieder im narrativen Modus, wenn wir anfangen zu urteilen, und beeinflussen damit unsere gemachte Erfahrung. »Der Geist der Achtsamkeit beinhaltet, um des Übens willen zu üben und den Moment so anzunehmen, wie er ist – angenehm oder unangenehm, gut, schlecht oder hässlich – und dann damit zu arbeiten, weil er eben das ist, was gegenwärtig ist« (Kabat-Zinn 2015, S. 35).

Wenn wir achtsam sind, können wir uns alle unsere fünf Sinne einsetzen: Sehen, Hören, Fühlen, Schmecken, Riechen. Wenn wir in der Lage sind, Grübeleien abzuschalten, uns nicht in Gedanken zu verheddern und die Qualität der Gedankenpausen zu erkennen, sind wir fähig, uns selbst und die Natur bewusst zu erleben. Wir üben Achtsamkeit.

Schramm u.a. (2015) beschreiben, wie sie das Achtsamkeitsprogramm aus der Mindfulness-Based Cognitive Therapy (MBCT) in Form eines natur- und tiergestützten Gruppensettings mit Coburger Fuchsschafen für remittierende depressive Patient*innen mit frühen Traumatisierungen adaptiert haben. Ziel ist, durch das gemeinsame Erlernen und Einüben von Achtsamkeit die in den Therapien erreichten Behandlungserfolge langfristig zu erhalten. Dabei kommen verschiedene Übungen zum Einsatz. Dazu gehören das achtsame Beobachten der Schafe, das Wahrnehmen mit allen Sinnen, achtsame Spaziergänge mit Schafen und Gehmediationen.

Der Umgang mit Tieren kann in besonderer Weise unser Bewusstsein schulen. Wir lernen dabei nicht nur, auf andere Rücksicht zu nehmen. Durch die Tatsache, dass Tiere nicht werten, jedoch ihre eigenen Ziele verfolgen, können wir uns durch die Rückmeldung, die wir von den Tieren erhalten, neu wahrnehmen.

Der Begriff der Achtsamkeit hat inzwischen Einzug in alle Lebensbereiche gehalten. Sie begegnet uns in der Freizeit, in der Schule, am Arbeitsplatz und in verschiedenen Bereichen der Therapie. Mehrere achtsamkeitsbasierte Methoden haben sich entwickelt und werden in der Behandlung psychisch kranker Menschen eingesetzt:

Im Vergleich zu den Reaktionen unserer Mitmenschen sind die Reaktionen der Tiere ehrlicher und absichtsloser.

- Die Achtsamkeitsbasierte Stressreduktion (Mindfulness-Based Stress Reduction, MBSR) vermittelt Techniken, die Menschen helfen, mit Stress, Schmerzen und chronischen Erkrankungen besser umzugehen.
- Die Akzeptanz- und Commitment-Therapie (ACT) nutzt verhaltenstherapeutische, achtsamkeits- und akzeptanzbasierte Strategien und Interventionen zur Klärung von Werten und Lebensziele, woraus konkrete Handlungsabsichten (Commitments) abgeleitet werden.
- Die Achtsamkeitsbasierte Kognitive Therapie (engl. Mindfulness-Based Cognitive Therapy, MBCT) wird zur Rückfallprävention bei Depressionen eingesetzt. Sie enthält Elemente der MBSR und kombiniert Interventionen der kognitiven Verhaltenstherapie bei Depressionen.
- In der Achtsamkeitsbasierten Rückfallprävention bei Substanzabhängigkeit (engl. Mindfulness-Based Relapse Prevention, MBRP) werden kognitiv-behaviorale Rückfallpräventions-Kompetenzen (DBT-S) und achtsamkeitsbasierte Praxis kombiniert.
- Die Dialektisch-Behaviorale Therapie (DBT) wird angewendet bei Persönlichkeits- und Essstörungen.

Selbstwirksamkeit stärken

Bei vielen psychisch kranken Mensch sind der Glaube an sich selbst und das Selbstvertrauen erschüttert. Sie zweifeln an sich und ihren Fähigkeiten. Unsere Aufgabe ist es, die Menschen zu unterstützen, ihre Ressourcen wiederzuentdecken, und sie zu ermutigen, Neues auszuprobieren und positive Erfahrungen zu machen, um wieder an sich und die eigenen Fähigkeiten glauben zu können. Bandura schreibt:

» Unter Selbstwirksamkeit wird die Überzeugung einer Person verstanden, auch schwierige Situationen und Herausforderungen aus eigener Kraft erfolgreich bewältigen zu können. Menschen, die glauben, über ein gewisses Maß an Kontrolle über ihr Leben zu verfügen, sind gesünder, effektiver und erfolgreicher als Menschen, die nicht an ihre Fähigkeit glauben, Veränderungen in ihrem Leben vornehmen zu können. « (Bandura 1997)

Ressourcenorientierte und selbstwirksamkeitsstärkende Interventionen wie die tiergestützte Therapie können dazu beitragen, die Gesundheit der Patient*innen an entscheidenden Stellen zu fördern. In der nonverbalen Kontaktaufnahme mit den Tieren fühlen sich die Patient*innen, so wie sie sind, wahrgenommen und akzeptiert. Die nonverbale Kommunikation ist viel stärker mit Emotionen verknüpft als die digitale und verbale Kommunikation.
Das folgende Zitat von Otterstedt beschreibt sehr gut, was wir an den UPK Basel mit Patient*innen erleben.

» Die Begegnung mit dem Tier wird dann emotional als besonders wertvoll erlebt, wenn der Mensch den Eindruck erhält: das Tier nimmt mich wahr, meint mich, will mit mir in Beziehung treten. « (Otterstedt 2015, S. 345)

Nachfolgend sind Beispiele beschrieben, die das Erleben der Selbstwirksamkeit im Kontakt mit Ziegen und Schafen illustrieren. Die hier angewandten Übungen können jederzeit auch auf andere Tierarten übertragen werden.
Die Patient*innen sitzen auf Holzhockern im freien Feld und warten ab, bis ein Tier sie aufsucht. Ziegen und Schafe haben ein neugieriges Wesen und nähern sich von sich aus den Menschen an. Wird ein*e Patient*in nicht von einem Tier aufgesucht, kann die Fachkraft mithelfen, indem sie sich dazusetzt. Das Erleben der vom Tier aus initiierten Kontaktaufnahme wird als besonders berührend erlebt. Es hat Auswirkungen auf die intrinsische Motivation und erleichtert die Compliance der Patient*innen.
Nach der Kontaktaufnahme mit den Ziegen oder Schafen wird die Strecke des Spaziergangs abschnittsweise besprochen, damit sich jede*r Patient*in als Anführer*in

sicher fühlt. Da die Tiere frei mitlaufen, wird erneut besprochen, wie die Aufmerksamkeit der Tiere gewonnen werden kann. Die Patient*innen entscheiden jeweils selbst, ob sie rufen, klatschen oder nonverbal mit ihnen kommunizieren möchte. Sie bestimmen, wo die Tiere verweilen und Gras essen oder an Büschen knabbern können. Nach der Hälfte des Spaziergangs werden die Beobachtungen reflektiert und jede*r Patient*in erhält ein Feedback der begleitenden therapeutischen Fachkraft. Begleiten weitere Patient*innen den Spaziergang, erhält die anführende Person ein Feedback von allen. Danach wird die Rolle getauscht und jemand anderes führt die Ziegen an.
Die Beobachtung der Tiere in der Natur und die regelmäßige Begegnung mit ihnen sensibilisiert die Sinne und ermöglicht es, sich selbst wahrzunehmen und zu spüren. Das kann zu einer Veränderung des eigenen Verhaltens führen und die eigene Beziehung zur Natur und zu den Tieren fördern.

» Das regelmäßige Beobachten von Tieren bietet eine sichere Basis für eine individuelle Beziehung und Verständigung zwischen Menschen und Tier: Verhalten des Tierindividuums im Sozialverband bzw. gegenüber Menschen, individuelle Ausdrucksweise des Tieres, individuelle Talente des Tieres, vor allem im Kontakt mit dem Menschen, etc. « (Otterstedt 2015, S. 28)

ABBILDUNG 1: Selbstwirksamkeitspyramide

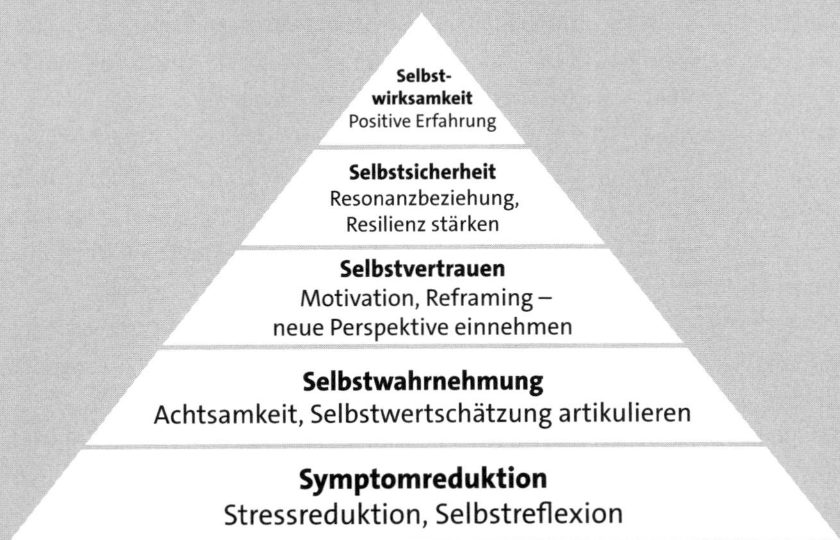
Selbst-
wirksamkeit
Positive Erfahrung
Selbstsicherheit
Resonanzbeziehung,
Resilienz stärken
Selbstvertrauen
Motivation, Reframing –
neue Perspektive einnehmen
Selbstwahrnehmung
Achtsamkeit, Selbstwertschätzung artikulieren
Symptomreduktion
Stressreduktion, Selbstreflexion

Die Basis der abgebildeten Pyramide bildet die Symptomreduktion. Dazu gehört das Vermindern von Gedankenkreisen, Schmerz und Trauer, das Abschwächen der negativen Gedanken und Gefühle und die Verringerung von Angst und Stress. In der Selbstwahrnehmung wird das Selbstwertgefühl durch achtsame Momente gefördert und das Selbstvertrauen aufgebaut. Eine neue Perspektive kann eingenommen und die Motivation durch positivere Gedanken gesteigert werden. In Resonanz mit sich und anderen kann die Resilienz gestärkt und mehr Selbstsicherheit entwickelt werden. Weitere positive Erfahrungen führen zur Selbstwirksamkeit.

Im Folgenden haben wir einige Aussagen von Patient*innen zu den einzelnen Stufen des Prozesses bis hin zur Selbstwirksamkeit zitiert:

Symptomreduktion: »In der Kontaktaufnahme mit dem Tier, z. B. beim Streicheln, beruhigt und entspannt sich mein Körper. Die Schmerzen sind weniger da und die Gedanken beruhigen sich.« (Hildegard, 56 Jahre alt, depressive Erkrankung)

Selbstwahrnehmung: »Beim Berühren und Streicheln eines Tieres reduziert sich der Stress, eine Entspannung tritt ein. Ich fühle mich geerdet. Nach dem Streicheln des Schafes spürte ich ein Gefühl der Anerkennung.« (Daniel, 36 Jahre alt, Angststörung)

Motivation: »Nach dem Tierkontakt bin ich motiviert, Aufgaben für das Tier zu übernehmen. Es macht mir Spaß, auszumisten und das Futter vorzubereiten.« (Kevin, 28 Jahre alt, Abhängigkeitserkankung)

Resonanzbeziehung: »Wenn ein Tier mich aussucht, fühle ich mich wertgeschätzt. Besonders wenn ich mich auf die Schafe einlasse, merke ich, dass es auch den Schafen guttut. Die Stimmung hebt sich, ich fühle mich wohler, die Anspannung sinkt.« (Barbara, 58 Jahre, depressive Erkrankung)

Selbstwirksamkeit: »Gelernt habe ich, dass sich wiederholende Aufgaben auch etwas Tolles und Beruhigendes an sich haben. Zu sehen, was ich geleistet habe (Ausmisten, Stall neu herrichten), hat mich mit Freude erfüllt. Den achtsamen Umgang mit mir und der Umwelt habe ich in meinen morgendlichen Rhythmus aufgenommen, weil es mir guttut.« (Roger, 29, Verhaltensabhängigkeit)

Gesundheit und Lebensqualität können durch gezielte tiergestützte Interventionen gefördert werden. Die aktuelle Evidenzlage zeigt, dass eine verstärkte Einbeziehung der Selbstwirksamkeit in die Therapie zu positiven Veränderungen führt.

Im Rahmen der tiergestützten Therapie zeigen sich positive psychologische und physiologische Effekte sowie eine erhöhte intrinsische Motivation und eine Zunahme an Compliance.

Im Umgang mit Tieren erleben sich die Patient*innen als kompetent, selbstbewusst, emotional und steigern ihre Selbstwirksamkeit. Positive Gefühle können eher verbalisiert und aktiv mitgeteilt werden. Durch dynamische Tätigkeiten im Tierhaus und im Freien werden zudem die körperliche Belastbarkeit und die Handlungsfähigkeit gefördert.

Üben von Kontaktaufnahme und Kommunikation

Obwohl das Tier nicht in der Lage ist, sich wie der Mensch sprachlich zu verständigen, findet zwischen Mensch und Tier eine Form der Kommunikation statt. Je näher sich beide in ihrer Sozialstruktur sind, umso leichter fällt es ihnen, Informationen austauschen und sich zu verständigen, auch wenn das nur in eingeschränkter Form möglich ist. Die Weitergabe von Informationen ist nicht nur an Sprachsysteme gebunden, sondern kann sich auch in nonverbalen Systemen wie Zeichen und Signalen ausdrücken.

» Roger Fouts (1997) nutzte die Zeichensprache der Taubstummen, um mit der Schimpansin Washoe zu kommunizieren. Sie unterschied sicher zwischen mehr als 130 Begriffen – nicht etwa nur Gegenstände. « (Olbrich & Otterstedt 2003, S. 38)

Dass Tiere der menschlichen Lautsprache Informationen entnehmen können, ist bekannt. Sie antworten jedoch mit ihrer eigenen nonverbalen oder verbalen Ausdrucksweise (Miauen, Blöken).

» Während die verbale Kommunikation Informationen vorwiegend auf der Sach- bzw. Inhaltsebene vermittelt, spricht die nonverbale Kommunikation eher die subjektiv-emotionale, die Beziehungsebene an. « (Vernooij & Schneider 2018, S. 16)

In erster Linie kommunizieren die Tiere analog, also über Gestik, Mimik und Körperhaltung. In unserem menschlichen Alltag nutzen wir vor allem die verbale (digitale) Sprache mit ihren Facetten Tonfall, Lautstärke, Betonung etc. Bewusst nutzen wir die analoge Kommunikation spätestens dann, wenn wir eine Fremdsprache nicht beherrschen oder uns mit kleinen Kindern unterhalten, die sich nicht verbal mitteilen können.
Die folgende Tabelle zeigt, wie Menschen und Tiere über Sehsinn, Hörsinn, Geruchssinn, Geschmackssinn und Tastsinn kommunizieren.
Die analoge Kommunikation hat verschiedene nonverbale Ausdrucksmittel zur Verfügung. Sie ist vielfältig, drückt sich durch Körperhaltung, Bewegung, Gestik, Mimik, Stimmmodulation, Berührung oder auch Geruch und Geschmack aus und nutzt die Sprache der Augen.

» Während die digitale Kommunikation nur stattfinden kann, wenn alle Beteiligten dieselbe Sprache sprechen bzw. gelernt haben, was mit welchem Wort oder Symbol gemeint ist, ist die analoge Kommunikation überall und mit jedem Lebewesen möglich « (Vernooij & Schneider 2018, S. 19).

TABELLE 5: Kommunikation mit den Sinnen (nach Olbrich & Otterstedt 2003, S. 97)

Sinne	Ausdrucksformen beim Menschen	Ausdrucksformen beim Tier
Sehsinn	• Nonverbaler Ausdruck • Lautbegleitende, illustrierende Gebärden • Bilder • Plastiken	• Nonverbaler Ausdruck • Farbe der Federn, Haut, Schuppen etc., z. B. Aufplustern bei Gefahr oder bei der Balz • Zweige oder anderes Baumaterial als Geschenk für Partner (Nestbau)
Hörsinn	• Verbaler Ausdruck • Lautieren, undifferenzierte Laute • Stimmfolgen	• (Un)differenzierte Laute • Stimmfolgen (Sozial-, Warnrufe, Balzgesang)
Geruchssinn	• Individueller Körpergeruch • Transpiration • Überdeckende Gerüche (Deo, Parfüm)	• Individueller Körpergeruch • Transpiration • Markierung, Geruchsmarken
Geschmackssinn	• Säugen • Nahrungsaufnahme • Kuss	• Säugen • Nahrungsaufnahme und Austausch • Unangenehm schmeckende Giftstoffe zur Abwehr des Gegners
Tastsinn	• Atmung • Körpertemperatur • An- und Entspannung • Körperbewegung • Haut, Haare • Transpiration	• Atmung • Körpertemperatur • An- und Entspannung • Körperbewegung • Haut, Fell, Haare, Federn

Tiere erkennen vor allem die analogen Anteile, weniger die digitalen. Analoge Kommunikation ist ehrlich, direkt und eindeutig. Sie zeigt sich in klaren und unmittelbaren Reaktionen.

Die analoge Kommunikation hilft dem Menschen, im Kontakt mit dem Tier authentisch zu werden.

Die Tiere verlangen vom Menschen, der mit ihnen in Kontakt tritt, eine echte und stimmige Beziehung. Für manche Menschen ist es leichter, mit Tieren zu kommunizieren, weil sie keine Vorurteile haben und keine Bedingungen stellen. In seiner analogen Kommunikation ist das Tier echt, ehrlich und situationsbezogen. Vor allem für Menschen mit einem geringen Selbstwertgefühl, psychischen Erkrankungen oder Behinderungen kann die Erfahrung, akzeptiert zu werden, sehr förderlich und unterstützend sein.

Das Tier lebt im Hier und Jetzt und dies ermöglicht es auch uns – zumindest für eine kurze Zeit – in der Gegenwart zu verweilen und die gerade aktuellen Empfindungen und Absichten auszuleben, ohne uns gedanklich mit der Vergangenheit oder der Zukunft beschäftigen zu müssen. Schritt für Schritt kann sich dadurch eine Beziehung und Vertrauensbasis entwickeln (Vernooij & Schneider 2018).

» Das Beobachten, das Erkennen der Tier-Persönlichkeit bildet gleichsam die Basis für eine artgemäße Haltung und Förderung der individuellen Talente des Tieres. « (Otterstedt 2015, S. 42)

Wie können wir uns mit Tieren verständigen? Jede Tierart hat ihre ganz spezifischen Ausdrucksweisen. Mit Fotos und Zeichnungen können diese Ausdrucksweisen erklärt und beschrieben werden und zur Kontaktaufnahme mit den Tieren in unserer Umgebung anregen. Das bewusste Beobachten nonverbaler Signale ist für den Dialog zwischen Mensch und Tier besonders wichtig. Es hat sich gezeigt, dass vor allem eindeutige körpersprachliche Zeichen eine ideale Basis für den Dialog zwischen Mensch und Tier ist. Steht ein Hund in enger Symbiose mit einem Menschen, ist er besonders motiviert, die menschliche Körpersprache in all ihren Facetten zu verstehen. So können viele Hunde klar erkennen, ob der Mensch sie mitnehmen oder allein das Haus verlassen wird. Dafür braucht er keine Aufforderung durch eine Hundeleine oder ein bestimmtes Codewort (z. B. Gassi gehen!). Die sehr differenzierte Körperhaltung, Mimik und Gestik des Menschen signalisieren dem Hund: Das wird jetzt doch nichts mit dem Spaziergang, ich kann auf der Decke liegen bleiben.
Der achtungsvolle und einfühlsame Umgang zwischen Mensch und Tier wächst mit dem Wissen, wie und mit welchem Namen wir unser Gegenüber ansprechen dürfen. Zudem offenbart der verbale und nonverbale Dialog unseren Umgang und Respekt gegenüber dem Tier. Die regelmäßige Beobachtung der anvertrauten Tiere ist die Basis für eine individuelle und stimmige Beziehung und Verständigung zwischen Mensch und Tier. Welchen Einfluss haben dabei die Natur, das natürliche Umfeld und der Lebensraum der Tiere? Dieser Frage wollen wir im folgenden Kapitel nachgehen.

Die fünf Grundmethoden nach Otterstedt

Die Tiere sind kein Mittel zum Zweck, sondern Vertraute, Vermittler und Anreger der Kommunikation zwischen Therapeut*in und Patient*in sowie Indikator für die Erweiterung der Kompetenzen. Rituale fördern das Vertrauen zwischen Mensch und Tier und stabilisieren so die Beziehung. Dies wiederum stärkt die Sicherheit im Umgang miteinander. Im Ablauf gefestigte oder trainierte Tiere lernen schneller Neues, reagieren flexibler und weniger schreckhaft auf ungewohnte

Situationen. Im Alltag können wir dann bestimmte Anforderungen an das Tier, wie zum Beispiel einen Tierarztbesuch oder in unserem Fall die Arbeit mit Patient*innen, leichter vorbereiten.
Eine natürliche, artgerechte und freie Begegnung zwischen Tier, Mensch und Natur ist die Basis der weiteren Entwicklung und der therapeutischen Erfolge. Um diese zu fördern, gibt es viele verschiedene pädagogische Ansätze, die auch im therapeutischen Rahmen integriert werden können (Olbrich & Otterstedt 2003).

ABBILDUNG 2 **Die fünf Methoden der tiergestützten Arbeit** (nach Otterstedt 2017)

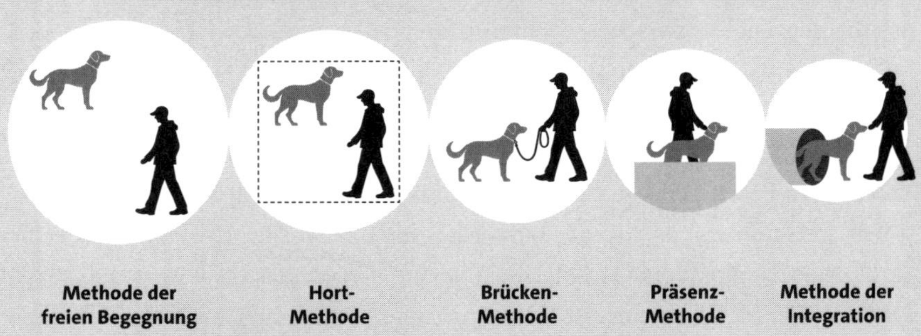
Methode der freien Begegnung
Hort-Methode
Brücken-Methode
Präsenz-Methode
Methode der Integration

Die fünf Methoden der tiergestützten Arbeit (Otterstedt 2017) zeigen, wie sich der Aktionsradius von Mensch und Tier in Abhängigkeit von den Rückzugsmöglichkeiten verändert. Je weniger Bewegungsraum beide zur Verfügung haben, desto begrenzter sind auch ihre Rückzugsmöglichkeiten. Je geringer der Aktionsradius, desto größer ist die Verantwortung der Therapeut*innen für die Sicherheit von Patient*in und Tier. Bei jeder Intervention ist entscheidend, wie die Kontaktaufnahme zwischen Patient*in und Tier abläuft. Zu beachten sind Wesen und aktuelle Verfassung von Tier und Patient*in.
Methode der freien Begegnung: »Die freie Begegnung beschreibt die selbstbestimmte Begegnung zwischen Mensch und Tier durch selbstbestimmtes Handeln. Auf einer Wiese oder am Blumenbeet stehend, einen Schmetterling beobachtend oder die Wildvögel auf der eigenen Hand spüren ist sicherlich ein nachhaltiges Erlebnis.« (Otterstedt 2017, S. 88).
Bei den tiergestützten Interventionen mit Schafen und Ziegen in den UPK wird die freie Kontaktaufnahme auf der Wiese durchgeführt. Sowohl die Tiere als auch die Menschen können sich auf der weitläufigen Wiese jederzeit zurückziehen oder von sich aus Kontaktmöglichkeiten anbieten. Für Carola Otterstedt ist bereits die Begrenzung der Wiese durch einen Zaun Anlass genug, von der Hort-Methode

zu sprechen. Die freie Begegnung kann im Übrigen auch auf einem Spaziergang, beim Beobachten der Natur und der Wildtiere erlebt werden.

Hort-Methode: Sie findet im Außengehege der Tiere oder in einem dafür eingerichteten Therapieraum statt, es kann auch ein mobiles Gehege sein. Es handelt sich um eine abgegrenzte Begegnungszone für Mensch und Tier. Die Tiere können innerhalb dieser Zone frei auf den Menschen zugehen, ohne Leckerli-Anreiz selbstbestimmt den Kontakt zu den Patient*innen aufsuchen und sich in einen geschützten Bereich zurückziehen. Die Patient*innen können die freilaufenden Tiere in diesem geschützten Rahmen beobachten, mit ihnen in Kontakt treten oder sich jederzeit zurückziehen. Eine schrittweise Annäherung ermöglicht es, das Verhalten sensibel wahrzunehmen und die Bedürfnisse und Grenzen des Gegenübers einzuschätzen. Die Begegnungszone sollte genügend Raum für Dialog und Spielraum für Nähe und Distanz zwischen den beiden Spezies bieten. Der definierte Interaktionsraum erfordert Verhaltensregeln, die klar kommuniziert werden müssen, um ein Miteinander zu ermöglichen.

Brücken-Methode: Die Kontaktaufnahme zu einem Tier kann zunächst mithilfe eines Gegenstandes, z. B. einer Leine oder einem Zweig erfolgen, bis ein direkter körperlicher Kontakt möglich wird. Mit einem Zweig kann z. B. die Aufmerksamkeit eines Kaninchens oder einer Ziege auf sich gelenkt werden. Das Tier nähert sich, um daran zu knabbern. Die Patient*innen können Abstand halten und haben Zeit, sich auf einen näheren Kontakt einzulassen. Alternativ können sie sich mit einem Target einem Tier zuwenden und mit einem Leckerli belohnen, wenn es das Target berührt. Diese erste Übung zur Kontaktaufnahme kann später in einem Parcours fortgesetzt werden. Weitere Möglichkeiten, eine Beziehung zum Tier aufzubauen, wären, einen Spaziergang mit einem Hund zu unternehmen oder ein Schaf an der der Leine zur Herde zu führen.

Präsenz-Methode: Diese Methode wird als eine schrittweise Annährung beschrieben. Zunächst werden die Persönlichkeit und die Bedürfnisse des Tieres vorgestellt, bevor es zu einem näheren Kontakt kommt. Bei der Präsenz-Methode findet die Begegnung zwischen Mensch und Tier auf engstem Raum statt. Dies kann beispielsweise auf einer Erhöhung wie einem Tisch oder auf einem auf den Oberschenkeln liegenden Kissen erfolgen. Im Nahkontakt wird den Patient*innen das Tier mit seinen Eigenheiten, seinem Charakter und seinen Bedürfnissen vorgestellt.

Das Tier wird den Patient*innen direkt präsentiert. Das ist vor allem auch bei Menschen mit körperlichen Einschränkungen sinnvoll. Durch die Anwesenheit des Tieres können bei den Patient*innen verschiedene Sinne angeregt werden. Durch die Beobachtung und den Nahkontakt können die Patient*innen eine Fürsorge für das Tier entwickeln. Zum Beispiel kann die Katze beim Fliegenfangen

Die Präsenz-Methode eignet sich besonders für Menschen mit körperlichen Einschränkungen.

beobachtet und danach mit einem Snack-Stick belohnt werden, ohne dass eine direkte Berührung stattfindet. Eine andere Möglichkeit wäre, die Schafherde beim Widerkäuen zu beobachten und sich dann zu ihnen zu setzen. Da die Begegnung in einem begrenzten Rahmen stattfindet, ist es für das Tier wichtig, einen bekannten und sicheren Rückzugsort zu haben.

Methode der Integration: Otterstedt beschreibt das Tier als Teil einer pädagogischen oder therapeutischen Methode, das als lebendes Hilfsmittel in ein bestehendes Konzept integriert wird. In einem klar definierten Rahmen interagieren Tier und Klient*in eher funktional als auf einer selbstbestimmten Beziehungsebene. Dies ist nicht als Bewertung zu verstehen, sondern als Priorisierung im Sinne des zu erreichenden Förderziels. Der Aktionsradius des Tieres wird im Vergleich zur freien Begegnung stark eingeschränkt. Durch die geplante methodische Intervention erhalten Patient*in und Tier bewusst weniger Raum zur freien Gestaltung.

Ein Beispiel für Integration sind Agility-Parcours mit Hunden, Ziegen, Kaninchen. Mithilfe von Führtechniken und einem Target- und Clickertraining können Selbstwertgefühl und Selbstwirksamkeit aufgebaut werden. Ein anderes Beispiel ist die Hippotherapie, bei der physiotherapeutische Übungen auf dem Pferd durchführt werden und eine gezielte Förderung und Stabilisierung des Bewegungsapparates erfolgt.

Zu achten ist auf einen hohen Schutz des Tieres vor Überforderung und Ausbeutung. Speziell Hunde und Pferde zeigen eine hohe Motivation, dem Tierführer zu gefallen, auch bei Übungen, die Geduld, Ausdauer und die Überwindung von Schmerzen erfordern.

» Entsprechend der biologisch veranlagten wie sozial erfahrenen Bindungsfähigkeit, bei guter Haltung und Vermeidung von stetiger Überforderung arbeiten die meisten Tiere hoch motiviert. « (Otterstedt 2015, Seite 14–15)

Formen der Interaktion nach Vernooij und Schneider

In tiergestützten Interventionen gibt es verschiedene Kontaktmöglichkeiten zwischen Mensch und Tier. Vernooij und Schneider (2018) unterscheiden drei Interaktionsformen, in denen Mensch und Tier in Kontakt treten können:

- freie Interaktion
- gelenkte Interaktion
- ritualisierte Interaktion

In der Interaktion gehen wir von einem wechselseitigen Handeln aus. Zum einen sind es die eigenen Ziele, Wünsche und Bedürfnisse und zum anderen die Wünsche und Erwartungen des anderen, die auf das eigene Handeln ausgerichtet sind.

Es ist möglich, dass zwei Interaktionsformen in einer Intervention zum Einsatz kommen, es muss nicht immer ausschließlich eine Form Anwendung finden. In einigen Fällen gehen die verschiedenen Formen auch ineinander über. Dies sollte von der therapeutischen Fachkraft bewusst gesteuert werden (vgl. Vernooij & Schneider 2018).

Freie Interaktion: Es besteht eine klare Rahmenvorgabe, jedoch werden weder das Tier noch die Patient*innen gelenkt. Die Patient*innen besprechen mit der Fachkraft, in welcher Form der Kontakt umgesetzt werden soll. Die Therapeut*innen greifen nur ein, wenn sich das Tier oder die Patient*innen in Gefahr befinden. Die Patient*innen entscheiden selbst, ob und wie Kontakt zu dem Tier aufgenommen wird.

Sowohl das Tier wie die Patient*innen verfügen über einen großen »Spielraum« hinsichtlich ihrer Aktionen, Reaktionen und Verhaltensweisen. Die Fachkraft beobachtet das Geschehen genau. Es ist auch für das Tier möglich, sich zu entscheiden, ob es auf die Patient*innen zugeht oder sich abwendet, sollten die Patient*innen sich zu schnell bewegen oder übergriffig werden. Durch die Evaluierung der Beobachtung kann die Fachkraft weitere Schritte und Vorgehensweisen planen und das nächste Setting entsprechend gestalten.

Den größten Spielraum für eigene Entscheidungen haben Mensch und Tier in der freien Interaktion.

Gelenkte Interaktion: Diese Interaktion ist eine bewusst geplante Situation mit klaren Zielen. Die Patient*innen und das Tier haben weniger Raum für freies Handeln, da der Großteil der Situation von außen gesteuert und gelenkt wird. In dieser Interaktionsform steht vor allem das Tier unter ständiger Kontrolle. Die therapeutische Fachkraft sollte besonders auf die Signale des Tieres und die Äußerungen der Patient*innen achten, um sicherzustellen, dass sich beide wohlfühlen. Bei spontan auftretenden Stimmungsänderungen muss sofort gehandelt werden, um entstandene Spannungen aufzulösen.

Ritualisierte Interaktion: Unter ritualisierter Interaktion versteht man den konstanten und gleichbleibenden Ablauf der Kontaktaufnahme zwischen Tier und Patient*in. Tier und Patient*in müssen ein solches Ritual, das sich an Regeln orientiert, erst erlernen. Durch den erlernten Ablauf erhalten Mensch und Tier Sicherheit und ein Gefühl der Verlässlichkeit. Die wiederkehrenden Handlungsabläufe ermöglichen selbstständiges Handeln und fördern und festigen Selbstvertrauen und Selbstwirksamkeit.

Im Alltag entstehen durch die Fütterung und Pflege der Tiere verschiedene Rituale, welche sich irgendwann unbewusst eingespielt haben und auf die man sich verlassen kann. Eingeübt werden können auch Begrüßungs- und Abschiedsrituale, sodass der Besuch bei den Tieren immer in der gleichen Weise abläuft. Bekannte, sich wiederholende Abläufe vermitteln den Eindruck von Selbstverständnis und Machbarkeit und das Gefühl von Kompetenz. Die Patient*innen kennen die Situation und den weiteren Verlauf und wissen, worauf zu achten ist und was Zufriedenheit und Freude auslöst.

Tiergestützte Interventionen an den UPK Basel

Tiere haben in den UPK eine lange Tradition. In den 1960er-Jahren wurden die geschlossenen Abteilungshöfe der UPK durch einen öffentlich zugänglichen Park mit Tieren aus dem Zoologischen Garten ersetzt. Heute erinnern noch das Café Kranich und der Hirschpark an diese Tiere. Mehrere Abteilungsleiter und Handwerker setzten sich damals dafür ein, Nutztiere anzuschaffen, um den Patient*innen Begegnungen mit Tieren zu ermöglichen. Später kamen Pferde für die Reittherapie hinzu. Im Zuge der Planung eines Tierhauses und eines neuen Konzeptes wurden die Kronenkraniche an den Kinderzoo weitergegeben und die Pferde für weiterführende Reittherapie extern platziert. Bis ins hohe Alter bereicherten die letzten Sikahirsche den Park.
Heute werden verschiedene Bauernhoftiere in den tiergestützten Interventionen eingesetzt. Seit 2017 wird zusätzlich tiergestützte Einzeltherapie mit Kaninchen, Meerschweinchen und Katzen angeboten.

Welche Tierarten kommen zum Einsatz?

Die Wahl der Tiere, die in den tiergestützten Interventionen eingesetzt werden, wird durch die therapeutischen bzw. pädagogischen Zielsetzungen und Methoden bestimmt. Durch den Einsatz verschiedener Tierarten können auch die unterschiedlichen Wünsche der Patient*innen berücksichtigt werden. Die Tiere stehen unter der Obhut des zuständigen Trägers (Institution) oder der Besitzer*innen. Sie sind auf tier- und artgerechte Haltung und Schutz vor Unter- und Überforderung und auf Ausgleich angewiesen. Grundlage einer tragfähigen Zusammenarbeit von Mensch und Tier ist eine starke soziale Beziehung, die von Achtung und Respekt geprägt ist, und eine an den Talenten des Tieres orientierte Einsatzmöglichkeit.
Das Tier zeigt sein Potenzial, wenn es tier- und artgerecht eingesetzt wird und als Individuum mit eigenem Charakter und eigenen Talenten wahrgenommen wird und positive Bestätigung und Lob für seine Leistung erhält. Die Motivation des Tieres ergibt sich aus seiner Veranlagung, seinen Talenten, seinem Wesen und vor allem auch aus der Motivation und Bindungsqualität des Tierhalters.

Bei artgerechter Haltung und ohne ständige Überforderung zeigen die meisten Tiere eine hohe Arbeitsmotivation. Dies ist auf die biologische Veranlagung und die Bindungsfähigkeit, welche sich durch soziale Erfahrung entwickelt, zurückzuführen.
Zu den in den tiergestützten Interventionen der UPK eingesetzten Tierarten gehören Ziegen, Schafe, Hühner, Kaninchen, Katzen und Meerschweinchen. Die tiergestützte Therapie ist ein beliebtes Angebot und um der großen Nachfrage gerecht werden zu können, hat es sich bewährt, verschiedene Tierarten in einer kleinen Gruppengröße vor Ort zu haben. Unterschiedliche Tierarten ermöglichen einen Wechsel, wenn eine Art nicht geeignet erscheint. Werden die Tiere zu oft eingesetzt, zeigen sie Unlust, weichen aus oder können sogar aggressiv reagieren. Ziegen wollen nicht bei Regen spazieren gehen und Schafe meiden die Hitze. Beide Tierarten fühlen sich sicherer, wenn sie in der Herde laufen können. Hühner, Meerschweinchen und Kaninchen können auf verschiedene Weise beschäftigt werden. Wenn sie nicht mitmachen wollen, ziehen sie sich einen sicheren Bereich zurück. Katzen sind eigenständig und mitbestimmend. Sie zeigen an, wenn sie motiviert sind oder nicht mehr mitarbeiten wollen und verlassen den Raum.
Die Erfahrung mit Patient*innen zeigt, dass nach einiger Zeit – je nach Persönlichkeit, Krankheitsphase und Verlauf – eine andere Tierart favorisiert wird, da sie sich stimmiger auf die Befindlichkeit auswirkt. So bevorzugen z. B. Patient*innen mit einem Stimmungstief die Schafe, eher unruhige angetriebene Patient*innen die Ziegen. Oft findet auch ein Wechsel von den Kaninchen zu den Katzen und umgekehrt statt.

» Während Haustiere eher den Status als Familienmitglied genießen dürfen, werden Nutztiere wie Schafe eher als Objekt betrachtet. In der Intensivtierhaltung werden dadurch Verhaltensweisen der Schafe hervorgerufen, die nichts mehr mit der natürlichen Ausprägung zu tun haben. « (Stephan 2015, S. 15)

Je mehr die Tiere im Nebenerwerb und als Hobby gehalten werden, umso eher wird das Individuum, sein Charakter, seine Wesensart und seine Verhaltensweisen wahrgenommen. Schafe und Ziegen sind in der tiergestützten Intervention noch nicht so bekannt wie Hunde und Pferde, aber Nutz- und Kleintiere sind immer häufiger anzutreffen.
Nachfolgend werden die einzelnen Tierarten vorgestellt, die in den tiergestützten Interventionen in den UPK eingesetzt werden. Da sich unsere praktischen Erfahrungen nicht auf Hunde und Pferde stützen, wurden diese hier nicht berücksichtigt. Es gibt eine umfangreiche Fachliteratur zu tiergestützten Interventionen mit Hunden und Pferden. Vieles davon haben wir im wissenschaftlichen und theoretischen Teil dieses Buches aufgenommen. Über Kleintiere, Schafe und Ziegen gibt es jedoch noch wenig Informationen, diese Lücke wollen wir mit ausführlicheren Kapiteln füllen.

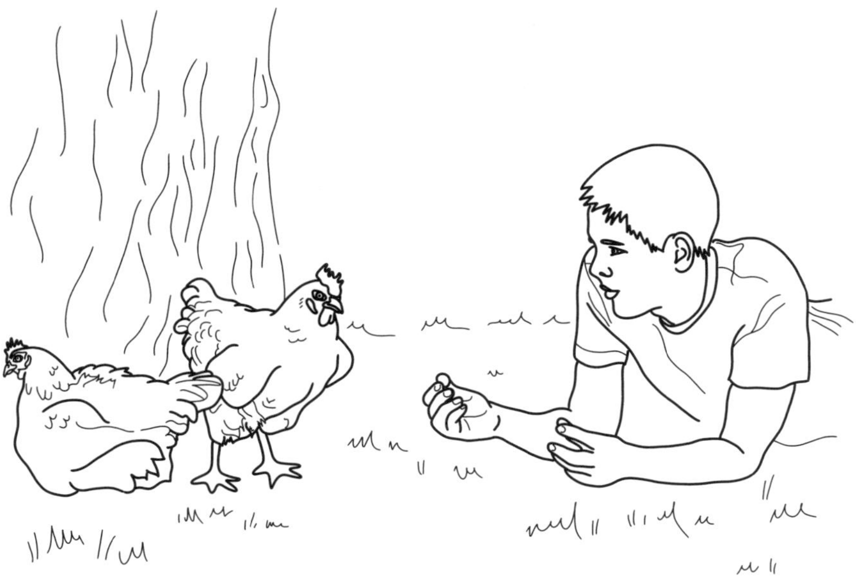

Hühner

Hühner wurden bereits etwa 3200 v. Chr. in Indien als Haustiere gehalten. Das heutige Haushuhn ist eine Zuchtform des Bankivahuhns, eines Wildhuhns aus Südostasien. Es gibt sie in verschiedenen Farben, als kleine und große Rassen, sie werden gezüchtet für Federn, Farbe, Kamm und Form sowie Fleisch- und Legeleistung. Es gibt noch einige alte Rassen, die vom Aussterben bedroht sind, mehrheitlich sind jedoch Hybridrassen anzutreffen.

Welche Hühner für die tiergestützte Arbeit eingesetzt werden können, hängt – was das Aussehen betrifft – vom subjektiven Geschmack ab. Überlegen sollte man sich, welche Art für die Klientel geeignet ist. Hybriden, die zutraulich und kooperativ sind oder eher ein farbliches, lebhaftes, wilderes Huhn? Bevor jedoch Hühner für die tiergestützte Therapie eingesetzt werden können, sollten sie zahlreiche positive Erfahrungen mit den Menschen gemacht haben.

Hühner bieten viele visuelle, kommunikative sowie haptische Reize, sie sind klug, neugierig und kontaktfreudig. Die Kommunikation unter den Hühnern ist komplex. Sie erfolgt akustisch über viele verschiedene Laute und visuell über die Körpersprache. Der Hahn ruft die Hennen mit Glueckslauten, worauf die Hühner in der Gruppe sofort reagieren. Gackert die Henne laut und aufgeregt, ist sie dabei, ein Ei zu legen oder hat es bereits gelegt. Die Glucke kommuniziert mit ihren Küken über gurrende Laute, die diese wahrnehmen können.

Hühner fühlen sich beschützt in einer Gruppe und sollten mindestens zu zweit im Einsatz sein.

Die Hühner sind meistens am Futter interessiert und eilen sofort herbei, wenn sie gerufen werden. Zur Gewöhnung kann der*die Patient*in anfangs das Futter aus

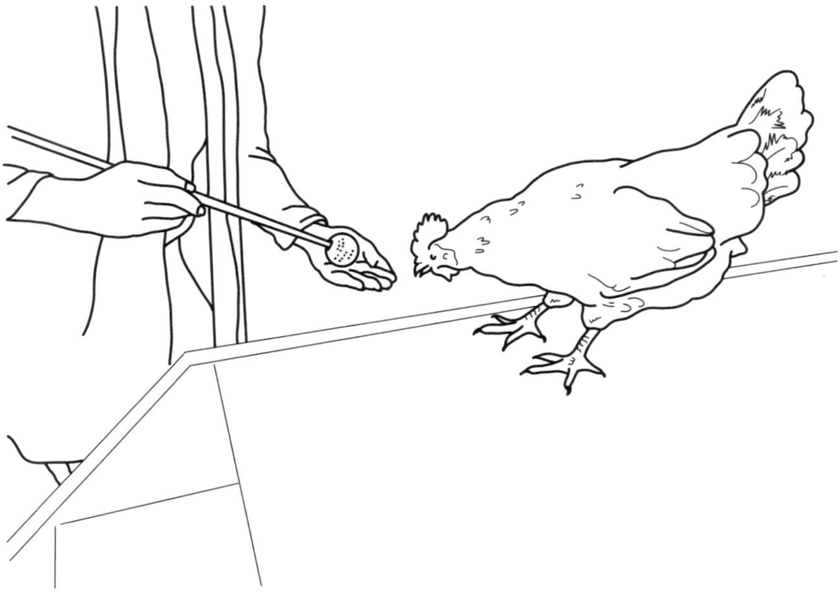

einer Schale füttern. Sobald die Patient*innen sich mehr zutrauen, können sie das Futter direkt aus der Hand anbieten. Hühner möchten nicht sofort berührt oder hochgehoben werden und sind auch keine Streicheltiere. Einzelne Tiere fassen großes Vertrauen und setzen sich von selbst auf den Schoß des Futtergebers und lassen sich berühren. Die vom Temperament her sehr ruhigen Hühner können daran gewöhnt werden, auf den Arm zu steigen und darauf zu balancieren. Mit dem Target-Stick können sie über einen Parcours geleitet oder aufgefordert werden, sich zu drehen oder auf Kommando hochzuspringen.

In den UPK machten wir mit Sussex- und Orpingtonhühnern positive Erfahrungen. Die Hybriden haben einen ruhigen Charakter und sind sehr zutraulich und neugierig. Daher sind sie bei Kindern sehr beliebt. Sie brüten ihre Eier selbst aus und werden 5 bis 8 Jahre alt. Ihr Nachteil ist, dass sie vom Aussehen her schwer zu unterscheiden sind. Andere ruhige Hühner, die oft in der tiergestützten Therapie eingesetzt werden, sind die Wyandotten und Kleinrassen wie Chabos, Zwerg-Welsumer und Zwerg-Cochin.

Kaninchen

Alle domestizierten Heimtierkaninchen stammen nicht vom Feldhasen, sondern vom europäischen Wildkaninchen ab. Im Vergleich zu anderen Tierarten fand die Domestikation der Kaninchen relativ spät statt (um 1000 n. Chr.) und diente vor allem der Fell- und Fleischgewinnung. Verschiedene Farbschläge und Rassen

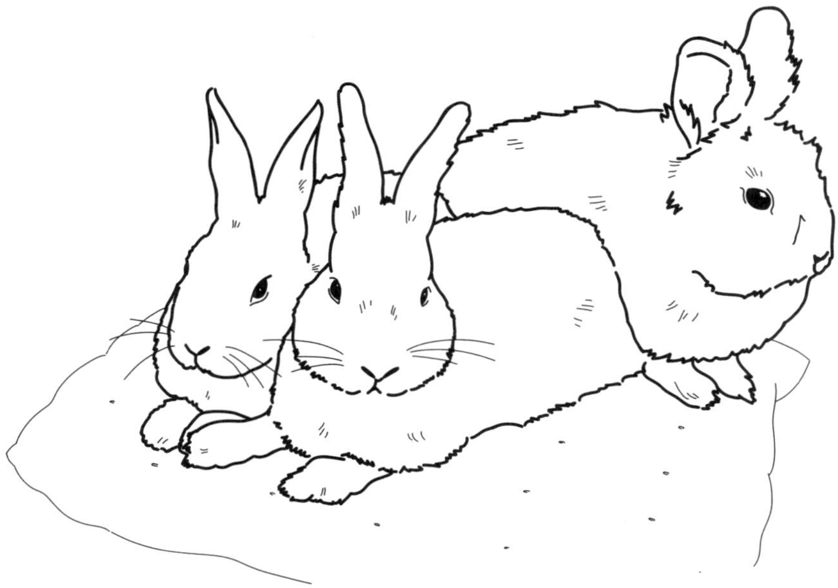

mit Gewichten von ca. 1,5 kg (Zwergkaninchen) bis 8 kg (Deutsche Riesen) stellen eine große Vielfalt dar. In der freien Natur leben die Kaninchen in Familiengruppen und in Kolonien zusammen. Sie sind sehr gesellig und legen unterirdische Erdhöhlen an, in welche sie sich zum Ruhen oder bei Gefahr zurückziehen und die sie auch zur Jungenaufzucht nutzen. Als domestizierte Tiere sind sie auch tagsüber aktiv, doch vor allem in der Dämmerungszeit. Von Natur aus sind sie geräuschempfindlich, schreckhaft, scheu und ständig fluchtbereit. Als Beutetiere mit einigen Fressfeinden aus der Luft und am Boden (Greifvögel, Marder, Fuchs) erschrecken sie leicht bei hektischen Bewegungen oder bei lauten Geräuschen. Versteckmöglichkeiten und sichere Rückzugsorte sind unabdingbar. Kaninchen verständigen sich untereinander auf vielfältige Weise, akustisch über Warn-Klopf-Signale, bei Unwohlsein mit Zähneknirschen, bei Angst mit Knurren, Fauchen, Zähneklappern bis zum gellenden Schrei, visuell über die Körpersprache. Sie haben ein ausgezeichnetes Gehör und einen ausgeprägten Geruchssinn, der für das Sozial- und Geschlechtsverhalten von besonderer Bedeutung ist.
Trotz intensiver Züchtung zeigen unsere Hauskaninchen noch immer dieselben Verhaltensweisen und Bedürfnisse wie ihre wilden Artgenossen.
Frühkastrierte Männchen und Pärchen vertragen sich besser miteinander als zwei unkastrierte Weibchen. Bei einer Gruppenhaltung sind verschiedene Kombinationen denkbar. Nicht alle Tiere mögen sich und die Dynamik kann sich laufend verändern. Die Kaninchen haben eine Lebenserwartung von sieben bis acht, maximal zwölf Jahren.

Als soziale Tiere sollten die Kaninchen nicht allein gehalten werden.

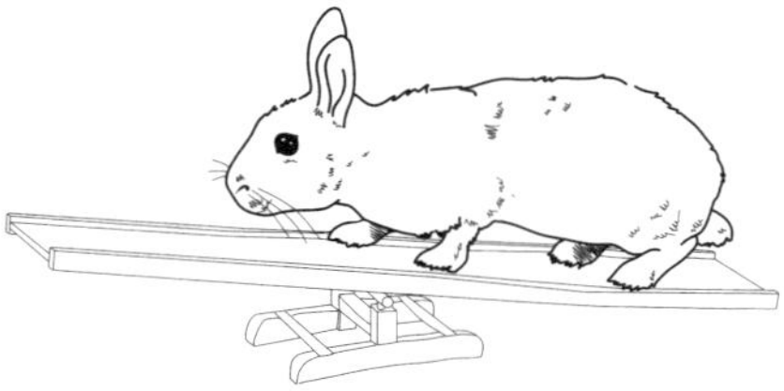

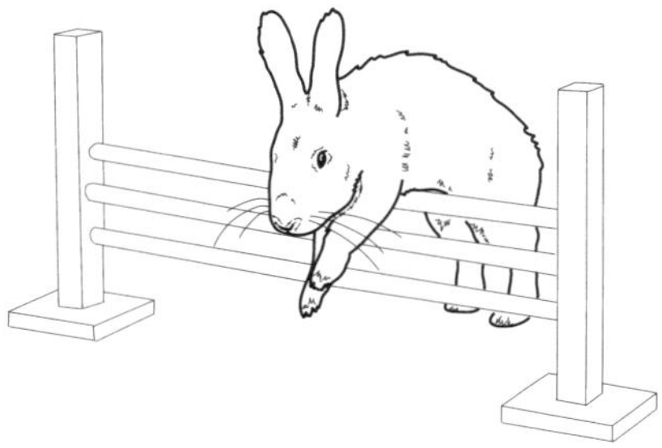

Für den Einsatz im sozialen Bereich sind die charakterliche Eignung und eine sorgfältige Vorbereitung durch systematisches Eingewöhnen ausschlaggebend. Nicht alle Kaninchen lieben den nahen Kontakt. Es ist wichtig, zu wissen, welche Talente die Tiere haben, welche sich berühren lassen oder sich auf Futterspiele einlassen und welche der Tiergruppe Schutz bieten. Durch behutsames Training können die Kaninchen an Situationen und Abläufe gewöhnt werden. Durch ihr neugieriges Wesen können sie für die verschiedensten Zwecke eingesetzt werden. Geeignete Tiere zeigen Interesse an der Kontaktaufnahme, indem sie entspannt auf den Menschen zugehen und ihre individuellen Fähigkeiten anbieten. In der Mensch-Tier-Begegnung können gemeinsam eingeübte Aktivitäten, wie z. B. kleine Kunststücke mit dem Target-Stick, das Laufen über eine Wippe oder die Bewältigung eines Geschicklichkeitsparcours (z. B. Kanin-Hop), Denk- und Futterspiele angeboten werden. Spannend ist auch das Beobachten des Sozialverhaltens der Tiere oder das Füttern in der freien Begegnung.

Katzen

Die Hauskatze wird oft mit der Europäischen Wildkatze verwechselt, obwohl sie nicht miteinander verwandt sind. Wildkatzen sind keine verwilderten Hauskatzen. Sie haben eine andere genetische Herkunft und durchstreiften unsere Wälder schon, als es bei uns noch gar keine Hauskatzen gab.
Katzen gehören zur Familie der Felidae. Die Falbkatze (auch Afrikanische Wildkatze; Felis silvestris lybica) wird als Vorfahre der heutigen Hauskatze angesehen. 2004 fanden Archäologen in Zypern ein Grab aus der Zeit um 9500 v. Chr. mit dem Skelett eines Menschen und daneben das Skelett einer Katze. Es gibt Belege für eine Domestizierung von Katzen in Ägypten ab 3000 v. Chr. Die Katzen jagten in den Kornkammern und die alten Ägypter waren froh, dass sich die Mäuseplage

verringerte und begannen, die Katzen mit Leckereien zu füttern. Die Verbreitung nach Europa begann aus zwei Richtungen – um 4500 v. Chr. ausgehend von Eurasien und ca. 1500 v. Chr. ausgehend von Ägypten. Die Rassekatzenzucht begann erst im 18. Jahrhundert. Mittlerweile gibt es eine große Rassenvielfalt. Die heute am häufigsten vertretene Katzenrasse ist die Europäische Kurzhaarkatze, die oft als »Hauskatze« bezeichnet wird (TVT, Katzen im sozialen Einsatz, 2021).

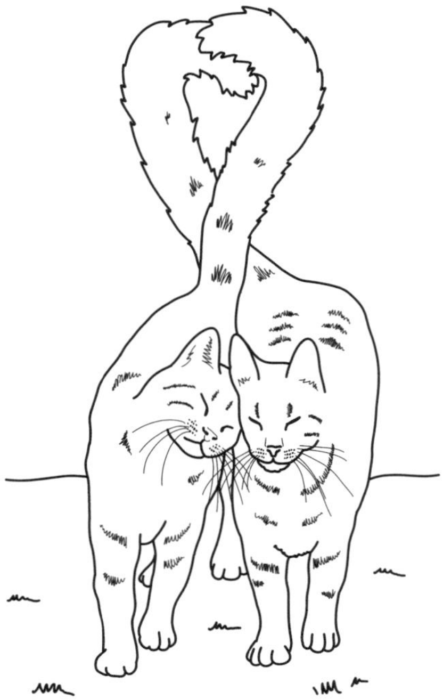

Katzen, die von der zweiten bis siebten Lebenswoche sozialisiert, d.h. an den Menschen und andere Katzen gewöhnt werden, sind meistens für die Mensch-Tier-Begegnung geeignet. Sie zeigen Interesse am Gegenüber und lassen sich leicht in Spiele einbinden. Katzen brauchen immer die freie Rückzugsmöglichkeit. Der Mensch kann Kontaktangebote machen oder zum Spiel einladen, doch die Katze muss selbst entscheiden können, ob sie darauf eingeht. Katzen sind gesellige Tiere und sollten mindestens zu zweit gehalten werden. Vor allem das soziale Miteinander mit Artgenossen ist ihnen wichtig, insbesondere das freie Spielen, Raufen, Kuscheln und Putzen mit einem Gleichgesinnten. Tiere, die kein positives Interesse an anderen Katzen zeigen, sind auch später schwierig zu vergesellschaften. Nicht alle Katzen mögen den Nahkontakt mit dem Menschen, scheue Katzen sollten nicht für diese Aufgabe ausgewählt werden.
Die grundlegenden Voraussetzungen für den sozialen Einsatz sind das Wohlbefinden und die Gesundheit sowie die charakterliche Eignung des Tieres. Geeignete Tiere sind neugierig und kommen aus eigenem Antrieb auf den Menschen zu. Eine sorgfältige Vorbereitung durch systematische Gewöhnung schafft Vertrauen und Sicherheit. Durch behutsames Training können Katzen an Situationen und Abläufe gewöhnt werden. Geeignete Einsatzbereiche für Katzen sind freie Begegnung, freies Spiel und zeitweiliger Nahkontakt ohne Festhalten und Beobachtung. Katzen eignen sich nicht für Spaziergänge an der Leine oder das Fixieren auf dem Schoß.

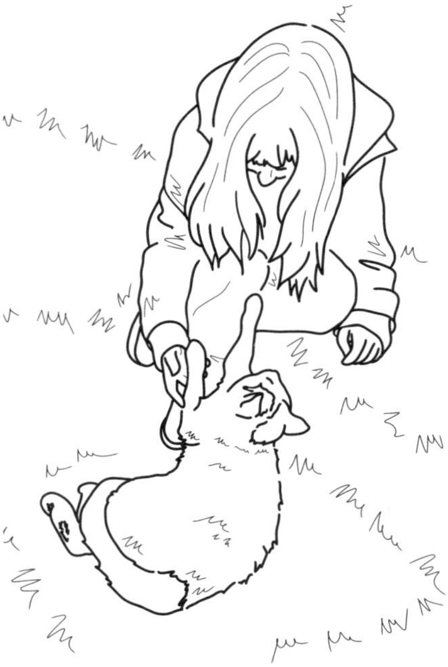

Katzen sind unglaublich lernfähig. Sie folgen dem Menschen bzw. dem Futter, obwohl sie sich durchaus selbst versorgen könnten. Durch das jahrtausendelange Zusammenleben mit dem Menschen haben sich laut einer Studie (Montague u. a. 2014) bei der Hauskatze genetische Anlagen verändert, die unter anderem die Gedächtnisbildung, das Lernen durch Belohnung und das angstgesteuerte Verhalten beeinflussen. Katzen haben nicht nur ihren eigenen Willen, sondern auch einen sehr positiven Einfluss auf den Menschen. Das zeigt eine Forschung der Universitären Psychiatrischen Kliniken Basel (Templin u. a. 2018). Zudem war die Gesamtzufriedenheit der Patient*innen in Abteilungen mit Katze signifikant höher als in Abteilungen ohne Katze.

Katzen sind sehr ortsgebunden und neue Umgebungen sind für viele Katzen mit Stress verbunden.

In der Regel findet eine Begegnung zwischen Mensch und Katze in der vertrauten Umgebung der Katze statt. Wird die Katze als »Besuchskatze« eingesetzt, ist das nur nach Vorbereitung und ggf. mithilfe eines intensiven Trainings möglich. Kriterien sind, dass die Katze gerne in ihre Transportbox geht und Interesse zeigt, fremde Umgebungen und Menschen zu erkunden (TVT 2021).

In den Universitären Psychiatrischen Kliniken sind die beiden Katzen Sherlock und Samba Besuchskatzen. Samba bleibt auf eigenen Wunsch über drei Tage im Tierhaus, Sherlock möchte meistens früher nach Hause. Sie sind neugierig, verspielt und kommen auf Menschen zu, um sich streicheln zu lassen. Sie liegen gern auf Heu- oder Strohballen und lieben Maus- und Versteckspiele. Eine Burg aus Kartonkisten, Futterspiele wie Give Me Five oder Versteckspiele mit Wühlkiste, Schnüffelteppich sind besonders spannend. Sie erkunden gerne Neues innerhalb und außerhalb des Tierhauses. Es ist immer die Katze, die entscheidet, wie lange sie interagiert, z. B. gestreichelt wird.

Je höher der Anteil aller erfolgreichen Interaktionsabsichten ist, die von der Katze initiiert werden, desto mehr Zeit kann mit dem Tier verbracht werden und desto positiver werden die Interaktionswünsche zwischen Mensch und Katze verstärkt (Turner 1991).

Meerschweinchen

Die Vorfahren unserer Hausmeerschweinchen sind Wildtiere. Noch bis vor wenigen Jahren wurde angenommen, dass sie von den Gemeinen Meerschweinchen (Cavia aparea) abstammen. Neuere molekulargenetische Untersuchungen deuten jedoch eher auf das Tschudi-Meerschweinchen (Cavia Tschudi) hin. Seinen Namen verdankt es dem Schweizer Südamerikaforscher Johann Jakob von Tschudi, der als einer der ersten diese eigene Art erkannte. Die Tiere sind in den peruanischen Anden, im Süden Boliviens, im Nordwesten Argentiniens und im Norden Chiles verbreitet. Sie leben in einer Höhe von 2500 bis 4200 Metern und suchen Schutz vor Hitze und Fressfeinden in vorhandenen Höhlen, verlassenen Wohnbauten und Felsspalten. Im dichten Gebüsch nagen sie Pflanzenteile ab und schaffen sich so weitere Trampelpfade, um geschützt zu den unteren Weideflächen zu gelangen. Die Tschudi-Meerschweinchen leben in Haremsgruppen von drei Weibchen, einem Bock und deren Jungtieren. Eine solche Gruppe umfasst bis zu 20 Tiere. Die Weibchen pflegen innerhalb der Gruppe enge Freundschaften und ziehen die Jungen gemeinsam auf. Das älteste Weibchen gilt als ranghöchstes Weibchen und unterstützt den Bock. Das Männchen hat die Aufgabe, die Weibchen und Jungen zu beschützen und die eigenen Weibchen gegen andere Böcke zu verteidigen. In den Morgen- und Abendstunden gehen sie gemeinsam auf Nahrungssuche. Auf den Trampelpfaden bewegen sie sich im Gänsemarsch und auf den Wiesen bleibt die Gruppe immer dicht beieinander. Stößt ein Tier einen Warnruf aus, fliehen alle Tiere (Wilde 2015).

Die Domestikation begann vermutlich bereits 2000 Jahre v. Chr. Ursprünglich diente es vor allem als Fleischlieferant und Opfertier. Im 16. Jahrhundert wurden einzelne Tiere von Seefahrern nach Europa gebracht. Aufgrund ihres ruhigen und freundlichen Wesens und der Farbvielfalt ihres Fells entwickelten sie sich schnell zu beliebten Haustieren. Heute werden Meerschweinchen überwiegend als Heimtiere gehalten, finden aber auch als Labortiere und Futterlieferanten Verwendung.

Von der Natur als Beutetiere geprägt, welche aus der Luft und am Boden angegriffen werden können, reagieren die Meerschweinchen schreckhaft, geräuschempfindlich, scheu und sind stets fluchtbereit. Sie verständigen sich über ein großes Repertoire an Lauten, Körpersprache und Gerüchen. Sie haben einen sehr guten Tast- und Geschmacksinn und hören gut, sind allerdings kurzsichtig und können weiter entfernte Gegenstände nicht mehr gut erkennen.

Für den Einsatz im sozialen Bereich ist es wichtig, dass die Tiere in ihrer gewohnten Umgebung bleiben und mit Sozialpartnern zusammen sein können. Ist die Umgebung der Meerschweinchen mit Höhlen oder Häusern ausgestattet, in die sie sich zurückziehen können, fühlen sie sich sicher und suchen von sich aus Kontakt.

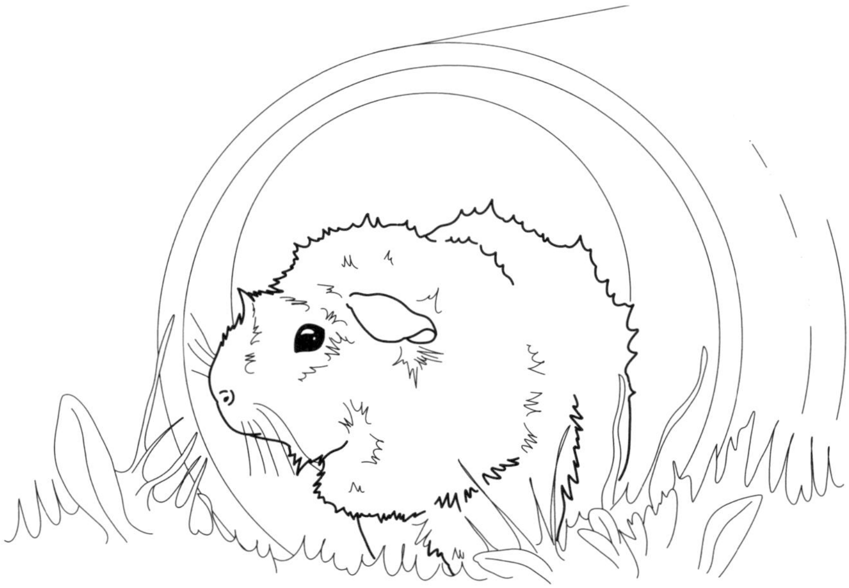

Die Meerschweinchen-Studie am REHAB Basel (Gut u. a. 2018) zeigte, dass die Tiere besonders gestresst reagierten, wenn es keine Versteckmöglichkeit gab und Sozialpartner fehlten. Wahrscheinlich spielte auch die neue Umgebung eine Rolle. Sie erschreckten häufig während der Therapie und reagierten mit Rückzug. Wenn keine Möglichkeit zum Rückzug bestand, kam es häufig zur Schockstarre. Gab es jedoch Rückzugsmöglichkeiten während der Interaktion mit den Patient*innen, konnte sogar eine Verhaltensanreicherung (»behavioral enrichment«) beobachtet werden.
Zu den Einsatzmöglichkeiten in der tiergestützten Therapie zählen insbesondere die Beobachtung ihres hochinteressanten Sozialverhaltens in ihrem Lebensraum sowie die freie Begegnung innerhalb eines gut strukturierten, gesicherten Geheges, in dem die Tiere sich sicher fühlen sollten vor versehentlichen Fußtritten und Berührungen. Die Kontaktaufnahme der Tiere zu fremden Personen sollte stets freiwillig erfolgen können. Geeignet sind auch Tischgehege mit Rückzugsmöglichkeiten für die Meerschweinchen, um auch Patient*innen, die auf einem Stuhl oder im Rollstuhl sitzen, einen Zugang zu diesen freundlichen Tieren zu ermöglichen.

Rituale geben Sicherheit und helfen, Vertrauen zu fassen.

Meerschweinchen sind Beutetiere und reagieren mit Flucht. Durch behutsames Training können die Meerschweinchen an Situationen und Abläufe gewöhnt werden. Geeignete Tiere zeigen Interesse an der Kontaktaufnahme, indem sie auf den Menschen zugehen und um Futter betteln. In der Mensch-Tier-Begegnung können eingeübte Aktivitäten, z. B. das Spiel mit dem Target-Stick oder Denk- und Futterspiele, angeboten werden. Einzelne Meerschweinchen lassen sich sogar berühren, laufen über die Wippe und springen über Hindernisse.

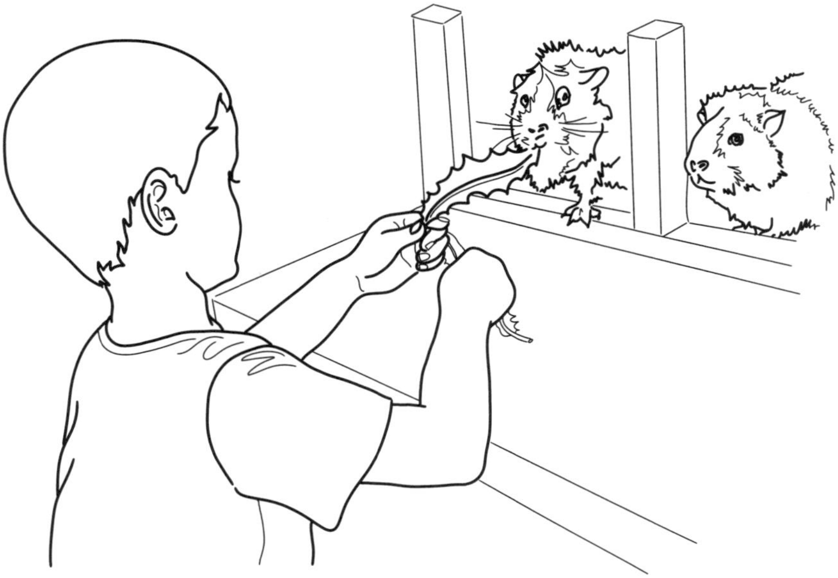

Während die Tiere in ihrem Sozialverhalten beobachtet werden, können Gespräche zur Biografie, Zusammenhänge der individuellen Lebensgeschichte der Patient*innen sichtbar gemacht und positive Erinnerungen geweckt werden. Über das Füttern kann bei Patient*innen die Empathie angeregt werden. Wenn die Meerschweinchen satt sind oder kein Futter mehr vorhanden ist, ziehen sie sich in ihre Unterschlüpfe zurück, knabbern am Heu oder legen sich entspannt in ein Häuschen oder eine Hängematte zum Schlafen. Die Interaktion mit den Menschen ist für das Meerschweinchen eine positive Abwechslung im Alltag. Sie lassen uns dies durch leises Gemurmel und mahlende Geräusche wissen.

Schafe

Man geht davon aus, dass die die heutigen europäischen Schafe ursprünglich vom armenischen Mufflon abstammen. Über die Abstammung unserer Hausschafe (Ovis orientalis aries) sind sich die Wissenschaftler nicht einig. Die vorherrschende Meinung ist, dass sie an verschiedenen Orten der Welt aus mehreren Unterarten des Mufflons entstanden sind. Das Mufflon lebt im Gebirge, in klippigem Gelände, um sich und die Lämmer vor den Wölfen und Greifvögeln zu schützen. Die Hügel werden aufgesucht, um das Gelände zu überblicken.
Die Domestikation des Schafes erfolgte vor 10 000 bis 11 000 Jahren in Anatolien (Türkei), etwa zeitgleich mit dem Beginn der Sesshaftigkeit des Menschen. Ausgrabungen von Knochenresten in dörflichen Siedlungen auf dem Gebiet des heutigen

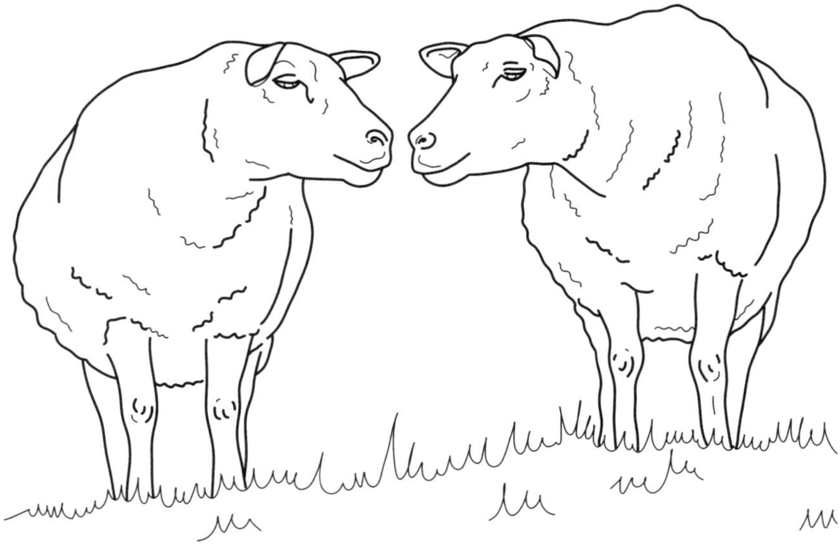

Irak gehen auf das Jahr 6800 v. Chr. zurück. Es wird aber davon ausgegangen, dass die Schaf-Mensch-Gemeinschaft in Vorderasien schon länger bestand. In Mitteleuropa werden Schafe seit etwa 4000 v. Chr. gehalten (Arnold & Reibetanz 2008). Heute gibt es weltweit 500 bis 600 verschiedene Schafrassen. Schafe sind wahre Multitalente und in der Lage, sich an unterschiedlichste Haltungs-, Fütterungs- und Klimabedingungen anzupassen. Verschiedene Rassen wie das Scottish Blackface, das Pommersche Alpine Steinschaf, das Walliser Schwarznasenschaf zeigen zudem, wie sehr Region und Landschaft die Namen der Schafe geprägt haben.
Die Schafe zählen zu den ältesten in menschlicher Obhut gehaltenen Nutztiere. Die friedlichen Tiere konnten leicht in der Nähe der Behausung gehalten werden, da sie sich ihr Futter selbst suchten. Die Haltung von Schafen machte die Jagd weitgehend überflüssig. Zunächst wurden sie als Fleisch- und Felllieferant genutzt, erst später auch zur Produktion von Milchprodukten, zur Käseherstellung, zur Wollgewinnung und zur Lederverarbeitung.

Herdentiere

Es gibt Schafe mit und ohne Hörner. Das Horn ist lang und gebogen, spiralförmig oder bei manchen Schafen auch kurz und glatt. Männliche Schafe werden meist Widder oder Bock genannt, die kastrierten Schafe Hammel. Das weibliche Tier wird als Mutterschaf, Au, Aue oder Zibbe bezeichnet. Jungschafe bis zu einem Jahr werden Lämmer genannt. Eine Herde besteht aus mindestens sechs Tieren, bei weniger Tieren spricht man von einer Gruppe. Schafe sind ausgesprochene Herdentiere und benötigen eine Gruppenhaltung, in der sie sich sicher und geschützt fühlen können. Zum Aufbau einer Herde ist es von Vorteil, weibliche Geschwistertiere und andere gleichaltrige Jungtiere sowie ein erfahrenes weibliches Leittier zu halten. Die Schafe leben in einer strengen Rangordnung, die sie nach dem Scheren durch Kämpfe neu festlegen. Aufgrund der klaren Rangordnung kommt es sonst kaum zu Auseinandersetzungen innerhalb der Herde, wenn doch, dann meist nur zwischen den Böcken und vor allem während der Paarungszeit. Eine frühzeitige Kastration der männlichen Lämmer ermöglicht es, dass auch diese in der Herde gehalten werden. Durch die fehlenden männlichen Hormone sind sie sehr sanft im Umgang mit Patient*innen und bestens geeignet für einen Einsatz. Zu beachten ist, dass die Kastration der jungen Böcklein rechtzeitig vor dem Auftreten des »Bockverhaltens«, d.h. etwa im Lebensalter von sechs bis acht Wochen, unter Betäubung vorgenommen werden muss.

Der stark ausgeprägte Herdentrieb führt zu einem synchronisierten Verhalten, das besonders gut auf der Weide beobachtet werden kann. Bewegt sich ein Teil der Herde, beginnen alle Tiere mitzuwandern, grast ein Tier, beginnen alle anderen Tiere zu grasen. Es ist jedoch auch zu beobachten, dass sie eine stark ausgeprägte Individualdistanz zueinander haben und zwei Tiere sich oft ganz nahe sind.

Wiederkäuer

Schafe und Ziegen sind Wiederkäuer. In freier Wildbahn waren sie darauf angewiesen, schwer verdauliche Futterpflanzen schnell zu essen, um sich danach an einem ruhigen, geschützten Ort hinzulegen, um die Nahrung zu verdauen.

Im Oberkiefer befinden sich keine Zähne, sondern eine Dentalplatte, ein zahnfreier, stark verhornter Bereich der Maulschleimhaut. Mit den Schneide- und Eckzähnen im Unterkiefer rupfen die Tiere das Gras und befördern die Nahrung über die Speiseröhre direkt in den Pansen. Wie bei allen Wiederkäuern besteht der Magen- und Verdauungstrakt aus vier Mägen. Von der Speiseröhre gelangt die Nahrung zum Schlund, der sie zu den drei Vormägen (Pansen, Netzmagen und Blättermagen) weiterleitet. Die zerkleinerten Pflanzenteile werden zwischen Pansen und Netzmagen hin- und herbewegt, von Bakterien zersetzt und über den Netzmagen wieder aufgestossen. Nach erneutem Kauen rutscht die Nahrung in den Blättermagen, wo ihr Wasser entzogen wird. Der eingedickte Nahrungsbrei gelangt in den Labmagen, wo die eigentliche Verdauung von Fetten und Eiweißen stattfindet. Danach gelangt der Nahrungsbrei in den Darm, wo die Nährstoffaufnahme stattfindet und anschließend die Ausscheidung erfolgt (Rund ums Schaf, o.D.).

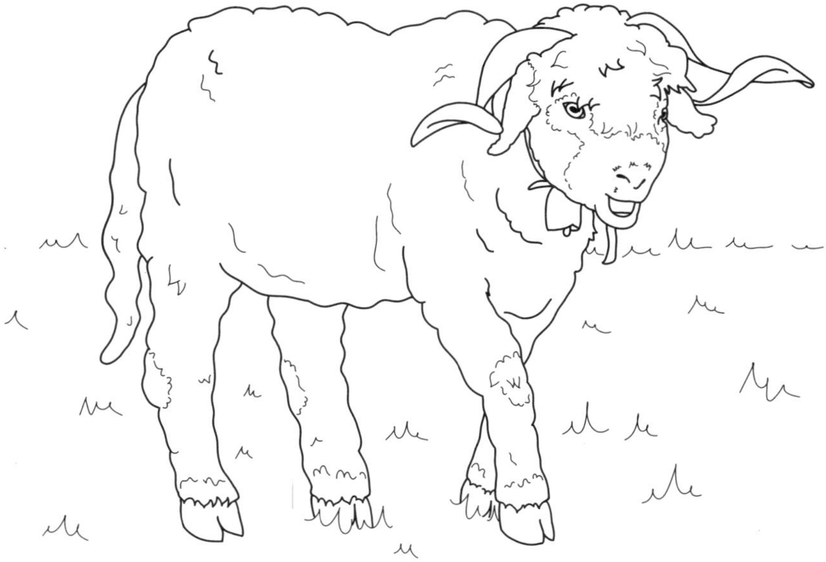

Intelligenz

Schafe haben eine hohe soziale Intelligenz und wie bei anderen Tierarten gibt es intelligente und weniger intelligente Tiere in der Gruppe.
Knolle u. a. (2017) konnten in einer Untersuchung zur Gesichtsverarbeitung bei Schafen zeigen, dass sich Schafe in einer Testung insgesamt 50 menschliche Gesichter und Porträts von Artgenossen merken konnten, auch wenn dabei nur das Profil zu sehen war. Außerdem erinnerten sich die Hoftiere an Gesichter aus vergangenen Tagen: Die Forscher zeigten den Schafen Bilder ihres Schäfers und früherer Herdengenossen. In älteren Untersuchungen (Kendrick 2001) konnte zudem gezeigt werden, dass sich einzelne Schafe die Gesichter anderer Schafe bis zu zwei Jahre lang merken können. Die Gesichtserkennung scheint bei Schafen also sehr gut ausgeprägt und mit der des Menschen vergleichbar zu sein.
Werden Schafe charakterisiert, liest man oft: friedfertig, sanftmütig, ruhig, wenig aggressiv, dankbar, unkompliziert und eher scheu. Die zurückhaltende, reservierte Art der Schafe erfordert Geduld.

Wer das Vertrauen der Tiere gewinnen möchte, muss sich auf sie einlassen, damit sie neugierig den Kontakt suchen.

Mit ihrer mittleren Größe und ihrer Angewohnheit, jede Situation durch langsames Herantasten einzuschätzen, eignen sie sich sehr gut für tiergestützte Interventionen. Die vorsichtige Kontaktaufnahme lässt auch den Patient*innen Zeit, um sich auf die Situation einzustellen. Schafe lieben es, gekrault zu werden, solange die Aufmerksamkeit auf ihnen ruht. Vor allem die Hammel (kastrierte Böcke) lieben es, gestreichelt und massiert zu werden. Sie zeigen sehr direkt,

jedoch sanft an, wie sie berührt werden wollen oder was sie nicht mögen, indem sie die Hand anstupsen oder ausweichen. Wenn das Bedürfnis nach Nähe gestillt ist, drehen sie sich weg.
In den UPK arbeiten wir mit den Walliser Schwarznasen. Bei dieser Bergschafrasse tragen beide Geschlechter spiralförmige Hörner. Die Grundfarbe ist weiß. Die Nase bis zur Kopfmitte, die Augenumrandung sowie die Ohren und Fesseln sind schwarz. Das Weibchen ist am schwarzen Schwanzfleck zu erkennen. Geschätzt wird das Schwarznasenschaf besonders wegen seiner Schönheit, Eigenheit und Ursprünglichkeit. Das Schwarznasenschaf besticht nicht nur durch seinen schönen Anblick, das beeindruckende Gehörn und die imposante Körpergröße, sondern vor allem durch seine Ruhe und ausgeprägte Zutraulichkeit. Für den Einsatz in einem tiergestützten Setting ist auf die Behornung hinzuweisen, auf die im nahen Kontakt geachtet werden muss.
Die Walliser Schwarznasen sind äußerst friedfertige Tiere, die ihre Bezugspersonen schon von Weitem erkennen, sie rufen und ihnen oftmals entgegenlaufen. Als treue Tiere sind sie anhänglich und suchen aktiv die Nähe des Menschen. Diese Eigenschaften machen das Walliser Schwarznasenschaf zu einem idealen Partner. Die positive Einstellung zum Menschen lernt das Schaf im sozialen Umgang in der Herde, durch Beobachtung von Artgenossen (aber auch von Ziegen), durch Habituation und Konditionierung. Im Weiteren beeinflussen Alter, Persönlichkeit und Charakter sowie Emotions- und Motivationslage des Einzeltieres (z. B. im Zusammenhang mit Futter, Wetter, Anwesenheit anderer Artgenossen, Unwohlsein/Schmerz) sein Interesse bzw. Desinteresse an Interaktionen und Beziehungen zum Menschen.

Schafgestützte Interventionen

In den schafgestützten Interventionen werden mehrheitlich hornlose Schafe wie Milch- oder Fleischschafe eingesetzt. Ob ein Tier einen ruhigen, gutmütigen Charakter hat oder nicht, ist jedoch nicht von der Rasse abhängig. Die Anforderungen, welche die Patient*innen an das Tier stellen, entscheiden darüber, ob diese Schafrasse geeignet ist oder nicht. Bei kleineren Kindern sollten eher kleinere Schafe wie die Ouessantschafe eingesetzt werden. Hornlose Tiere wehren sich, indem sie stoßen, treten oder schnappen. Gehörnte Tiere zeigen ihren Unmut durch leichte Signale mit dem Kopf, bleiben stehen oder laufen weg. Werden die sanften Signale nicht beachtet, können sie auch heftiger reagieren und setzen dabei auch ihr Gehörn ein.
Durch das Eingewöhnen von täglichen Abläufen gewinnen die Schafe Routine und Vertrauen. Dem ausgeprägten Fluchtinstinkt der Tiere und dem starken

Herdentrieb sollte Beachtung geschenkt werden. Es ist empfehlenswert, mit den Tieren in der Herde zu arbeiten. Wird ein Jungtier daran gewöhnt, sich schrittweise von der Herde zu entfernen, jedoch in Sichtweite des Muttertiers zu bleiben, wird es auch später problemlos möglich sein, das Jungtier für das therapeutische Setting aus der Gruppe zu holen.

Wie bereits erwähnt, arbeiten wir mit den Walliser Schwarznasenschafen. Es ist eine kleine Herde von sechs Tieren. Zwei Muttertiere, eine junge Aue und drei Kastraten. Die beiden Jungtiere sind Zwillinge und mussten nach der Geburt mit der Flasche aufgezogen werden, konnten aber die ganze Zeit in der Herde beim Muttertier bleiben. Da wir mit ihnen nach der Flaschenfütterung immer einen kleinen Spaziergang unternahmen, sind die beiden Schafe und die Herde es gewohnt, dass sie sich zu zweit entfernen und wieder zurückkommen. Kinder und Erwachsene lieben es, mit den beiden unterwegs zu sein, ihnen beim Grasrupfen zuzuschauen, sie zu kuscheln und zu liebkosen. Vor allem ältere Menschen genießen den ruhigen Spaziergang und die Pausen auf einer Gartenbank, von wo aus sie die Tiere betrachten können.

Tiere bieten den Menschen Natur- und Realitätserlebnisse. Durch den direkten, spürbaren Kontakt mit einem Lebewesen, das nicht derselben Spezies angehört, durch den Geruch, die Bewegung des anderen Körpers und dessen Körperwärme erfährt der Mensch ein reales Dasein. Das Tier ist nicht einschätzbar und zeigt Reaktionen und Widerstand, was dem Menschen das Gefühl vermittelt, mit einer anderen Spezies zu kommunizieren.

Der Kontakt zum Tier ermöglicht dem Menschen, sich aus der digitalen und technischen Umwelt herauszubewegen, sich zu spüren und zu erfahren.

In der freien Begegnung suchen die Tiere die Patient*innen auf, die auf einem Hocker oder einem Holzstamm sitzen und in einiger Entfernung voneinander auf die Tiere warten. Die Größe der Tiere und ihr Gehörn sind imposant, doch das distanzierte, sanfte und ruhige Wesen der Tiere, die sich ganz langsam annähern, erweckt Zutrauen. Bereits vor der Kontaktaufnahme werden die Patient*innen auf den Umgang mit den Schafen vorbereitet. Sie werden informiert über die Behornung, darüber, wo die Tiere gestreichelt werden möchten und was sie nicht mögen, über mögliche Unruhe unter den Tieren und über Ausstiegsmöglichkeiten aus der Kontaktaufnahme.

Die Schafe zeigen sehr direkt, aber sanft an, wie sie berührt werden wollen und stupsen die Hand an – oder was sie nicht wollen, indem sie ausweichen. Wenn das Bedürfnis nach Nähe gestillt ist, drehen sie sich weg und warten auf den Spaziergang. Bei der Kontaktaufnahme werden die Signale beobachtet, Nähe und Distanz in der freien Begegnung geübt. Im Anschluss werden die Schafe aufs Feld geführt.

Beim Führen aufs Feld können verschiedene Aufgaben verteilt werden. Ein*e Patient*in führt die Tiere an, die Klatscher*innen bewegen die Tiere vom Futter weg, wenn sie grasen statt zu laufen, eine andere Person fegt mit dem Besen den

Kot an den Wegrand und die Beobachter geben den Ausführenden ein Feedback, wenn die Tiere auf der Wiese angelangt sind. Weitere handlungsorientierte Aufgaben können das Ausmisten oder die Futterzubereitung sein. Auch ist es möglich, mit den Schafen Agility-Übungen durchzuführen.
Die Ruhezeit der Schafe kann als weiteres Setting genutzt werden, indem man sich auf Decken zu den Schafen unter die Bäume legt, sich ausruht oder eine Entspannungs- oder Achtsamkeitsübung durchführt.
Elisabeth Schramm, klinisch leitende Psychologin am Universitätsklinikum Freiburg, setzt Coburger Fuchsschafe in der »naturgestützten Achtsamkeit« bei Patient*innen mit einer Depression ein. Mit dem gemeinsamen Erlernen und Einüben von Achtsamkeit wird das Ziel verfolgt, die erreichten Behandlungserfolge aus den Therapien langfristig zu erhalten (BZ-Redaktion 2012).

Ziegen

Die Hausziegen werden zu den kleinen Wiederkäuern und Paarhufern gezählt. Die Hausziege stammt von der Bezoarziege ab. Diese wilde Stammform war ursprünglich in den Gebirgen Vorderasiens verbreitet und ist heute noch vereinzelt auf den griechischen Inseln sowie im Taurusgebirge der Türkei und anderen Mittelmeerländern zu finden.
In der Mittelsteinzeit gehörten Ziegen und Schafe zu den ersten Wildtieren, die von Menschen gezähmt wurden. Versuche, Gazellen und Damhirsche zu zähmen, scheiterten, da sie in den Gehegen zu nervös waren. Die Domestikation der Ziege erfolgte ca. 8000 v. Chr.

Zwergziege

» Die Zwergziegen (lat. Capra aegagrus f. hircus) sind eine Unterart der Milchziegen und ursprünglich in Afrika beheimatet, wo sie noch bis heute als das meistverbreitete Haustier gehalten werden. « (Tierpark Lange Erlen 2018)

Die Torfziege der Pfahlbauer (zwischen 5000 und 800 v. Chr.) ist die bekannteste Hausziegenform. Anhand von Knochenfunden konnte man feststellen, dass es sich um eine kurzbeinige, kleine Ziege handelte. Man kann davon ausgehen, dass die heutigen Zwergziegenrassen im äquatorialen Afrika als Nachkommen der Torfziegen anzusehen sind. Diese wanderten um 3000 mit den Hirtenvölkern aus dem Norden ein.
Doch nicht nur in Afrika gibt und gab es Zwergformen der Hausziege, auch in Arabien, Indien, Nepal, Lappland, Persien, der Türkei, China, Thailand und auf

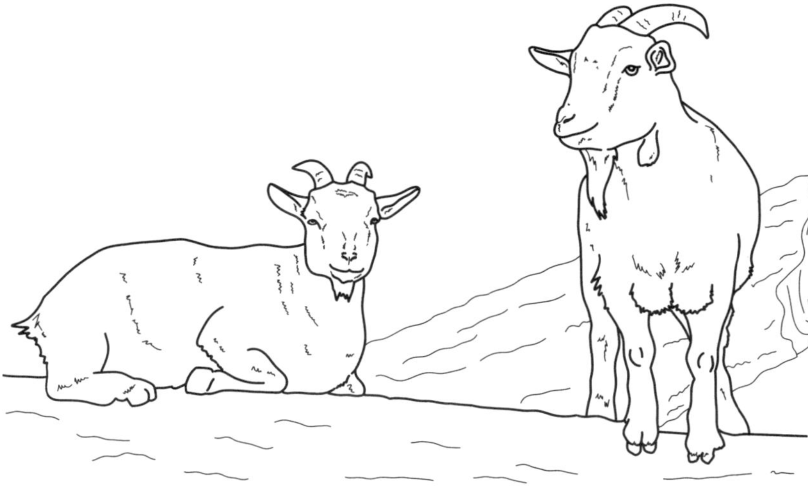

den Philippinen sind kleinwüchsige Ziegenrassen heimisch (Schoepfer 1999). Mitte des 17. Jahrhunderts wurden die ersten Zwergziegen aus Afrika nach Europa gebracht (Tierpark Lange Erlen 2018).

Das Hauptverbreitungsgebiet der Zwergziegen erstreckt sich von Südmarokko bis Zentralafrika. Es werden zwei Rassen unterschieden, die westafrikanische und die ostafrikanische Zwergziege. Die Westafrikanische Zwergziege ist eine kleine Ziege mit rundem, dickem Bauch, kurzen Beinen, kurzem, breitem Kopf, aufrechtstehenden Ohren und Hörnern. Die Ostafrikanische Zwergziege hingegen sieht harmonischer, eleganter und gazellenhafter aus. Ihre Beine sind länger, ihr Körper ist leicht und schlank. In Europa wurden die Rassen untereinander gekreuzt, sodass es heute nicht immer genau gedeutet werden kann, ob es sich um den westlichen oder den östlichen Typ handelt. Jedoch ist die aus der Elfenbeinküste stammende westafrikanische Rasse die meistgehaltene Zwergziege. Es sind wie schon gesagt gehörnte Tiere, selten gibt es aber auch von Geburt an hornlose Tiere, wie dies ebenso bei einigen Milchziegenrassen der Fall ist. Ursprünglich waren sie einfarbig, vor allem schwarz. Heute werden diese geselligen und beliebten Ziegen in verschiedenen Farbschlägen gezüchtet.

Durch ihre Anspruchslosigkeit und Widerstandsfähigkeit waren die sozial lebenden Tiere mit ihrer handlichen Größe einfach zu halten und als Pflanzenfresser kein Nahrungskonkurrent für den Menschen. Ihre Haltung war auch in ärmlichen Gegenden möglich. Sie lieferte dem Menschen alles, was er zum Leben brauchte: Milch, Käse und Fett als Nahrung, Fell als Kleidung und nicht zuletzt Dung zum

Feuermachen. Für Waffen wurden Sehnen und Leder genutzt, auf Ziegenleder wurden Urkunden ausgestellt. Lederbeutel zum Transport von Trinkwasser waren sehr verbreitet, noch heute können lederne Trinkwasserbeutel gekauft werden. In Zeiten des Krieges und während der Nachkriegszeit wuchsen die Ziegenbestände deutlich an, während sie mit zunehmendem Wohlstand wieder abnahmen. Ihr großes Comeback verdankt die Ziege der Landschaftspflege. Die Ziege liebt Büsche und Sträucher, so kann sie der Verbuschung der Landschaft effektiv entgegenwirken. Und ihre Milch ist im Gegensatz zur Kuhmilch für viele Menschen verträglicher.

Wiederkäuer und Feinschmecker

Die Zwergziegen sind sehr geschickt und können mit ihren relativ kurzen Beinen und dem eher dicken Bauch sogar auf Bäume klettern, sofern deren Stämme tief geneigt sind und die Äste herunterhängen. Sie sind wahre Kletterkünstler und erreichen für andere Tiere unerreichbare Futterstellen, wenn die Nahrungsgrundlage am Boden unzureichend ist. Dabei helfen die muskulösen Beine, die Hufklauen, die sich gegeneinander verschieben lassen, und der relativ tiefsitzendende Körperschwerpunkt.
Zwergziegen gehören zu den Wiederkäuern und sind Feinschmecker. Sie essen vom Gras mit Vorliebe zuerst Blätter, Knospen, Blüten und Kräuter, lassen dann das Gras stehen und wenden sich Büschen und Sträuchern zu. Auch vom Heu naschen sie nur das Beste und lassen viel liegen. Sie lieben Kräuter, Stauden, Blätter und Baumrinde. Früchte und Gemüse nehmen sie gelegentlich gerne an. Werden Früchte gepflückt, so warten sie auf die herunterfallende Frucht. Sie untersuchen alles Essbare daraufhin, ob es ihnen schmeckt, seien es Zwetschgen, Kirschen, Quitten, Äpfel, Birnen, Kornelkirschen, Speierling oder Vogelbeeren. Ebenso lieben sie sämtliche Gartenbeeren, die süßen wie die sauren. Eine weitere Delikatesse sind die dornigen Brombeersträucher, deren Blätter sie geschickt von den Zweigen zupfen, um sich nicht zu verletzen. Um eine größere Menge an Grünzeug verarbeiten zu können, hat die Ziege wie alle anderen Wiederkäuer nur unten Zähne und oben eine Gaumenplatte.

Herden mit klarer Rangordnung

Das männliche Tier heißt Bock, ein kastriertes Tier Mönch oder Kastrat. Das weibliche Tier ist eine Geiß oder Ziege und das Jungtier wird Kitz, Zicklein oder Ziegenlamm genannt. Die Geiß gebärt meist ein bis zwei Junge nach einer Tragzeit von 150 – 160 Tagen. Die jungen Ziegen werden bereits nach einem halben Jahr

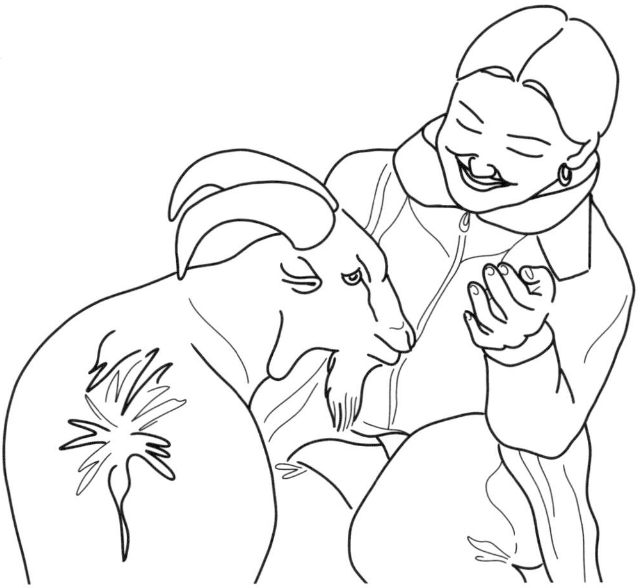

geschlechtsreif und können bis zu 15 Jahre alt werden. In der UPK wurde der älteste Kastrat namens Xeon 18 Jahre alt.
In einer Zwergziegengruppe besteht eine klare Rangordnung. Das Leittier oder Alpha-Tier ist meistens eine erfahrene Ziege. Rangtiefere Tiere weichen Ranghöheren stets aus. Das hat den Vorteil, dass die Herdentiere nicht bei jeder Begegnung aneinandergeraten, auch beim Essen spielt die Rangordnung eine große Rolle.
Ziegen sind erfinderisch, neugierig und mutig. Wenn sie einmal im Zaun hängen bleiben oder nach dreimal hintereinander erfolglos versucht haben, über den Zaun zu springen, überlegen sie sich eine neue Strategie. Sie haben ein angenehmes Wesen und können eine enge Beziehung zu ihren Bezugspersonen aufbauen. Die Ziege versteht sich mit dem Menschen und kann auch mit anderen Tieren eine tiefe Freundschaft eingehen. Sie verträgt sich gut mit den Schafen, Schweinen und Hühnern. Oft wird ein Ziegenbock einem Pferd zugesellt. Beide profitieren gleichermaßen und fühlen sich durch den treuen Begleiter nicht einsam. Auf Kriegsfuß befindet sich die Ziege allerdings mit dem Hund. Für sie ist es immer noch der natürliche Feind, der Wolf. Kämpfen Ziegen untereinander, richten sie Hornansatz gegen Hornansatz. Verteidigt sich die Ziege oder geht sie auf einen Hund los, benutzt sie die Hornspitzen und versucht diese in den ungeschützten Bauch zu stoßen. Umso sorgfältiger muss ein Hütehund auf das Hüten von Ziegen vorbereitet werden, ein verletzter Hund würde sich vermutlich nie mehr an eine Ziege heranwagen.

Ziegengestützte Interventionen

In den ziegengestützten Interventionen werden heute vor allem Zwergziegen angetroffen, zunehmend aber auch andere Rassen wie die Weiße und Bunte Deutsche Edelziege, die Thüringer Waldziege, die schweizerische Toggenburger Ziege und die Walliser Ziege. Milchziegen werden gerne eingesetzt, da sie unbehornt und mit dem Menschen sehr vertraut sind. Behornten Tieren sollten die Hörner nicht entfernt werden. Vielmehr sollte der Mensch auf die Gefährlichkeit der Hörner hingewiesen und ihm gezeigt werden, wie eine ungefährliche Kontaktaufnahme mit dem Tier möglich ist. Unbehornte Tiere wehren sich, indem sie das Gegenüber zwicken oder ihm einen Kopfstoß verpassen.

Ziegen gewöhnen sich schnell an den nahen Kontakt zum Menschen. Es ist vor allem das ruhige Verhalten des Menschen, welches den Aufbau einer vertrauensvollen Beziehung zum Tier ermöglicht. Ist eine Vertrauensperson anwesend, suchen sie auch schnell den Kontakt zu fremden Menschen.

Anspruchsvolle Interventionen

Die Ziegen sind in der Regel sehr intelligente, kontaktfreudige Tiere, die sich an eindeutigen Kommunikationslauten und Kommandos orientieren. Die Kastraten sind voller Lerneifer und schließen sich gerne dem Menschen an. Ziegen sind schnell gelangweilt und mögen anspruchsvolle Aufgaben. Sie lieben es, gestreichelt und massiert zu werden, Spaziergänge oder auch mehrtägige Wanderungen zu unternehmen und Hindernisparcours zu bewältigen.

In der UPK wird mit Zwergziegen gearbeitet. Es handelt sich um eine Gruppe von vier Tieren, eine Geiß und drei Kastraten. Kinder und Erwachsene, die den Ziegen auf Augenhöhe begegnen, können erfolgreiche Aufgaben mit ihnen meistern. Vor allem die Kastraten mögen es, gekrault und massiert zu werden. Sie zeigen sehr direkt, wo sie berührt werden wollen – oder benutzen das Gehörn, um die Stelle zu markieren. Wenn das Bedürfnis nach Nähe gestillt ist, drehen sie sich weg und suchen die nächste Person, die gewillt ist, ihr Bedürfnis nach Berührung zu befriedigen. Die weibliche Ziege ist zurückhaltender, sanfter und geduldiger.

Die Interventionen mit den Ziegen werden in der freien Begegnung durchgeführt. Der Spaziergang mit den Ziegen ist sehr beliebt. Die Tiere lieben es, die Umgebung mit den Sträuchern und Büschen zu erkunden und dabei Beeren und Früchte zu entdecken. Die Patient*innen werden durch die Ziegen angeregt, Neues in der Natur zu entdecken, sich aktiv zu bewegen und in der Gegenwart zu verweilen. Recall-Training (Zurückrufen des Tieres) und Parcours machen allen Spaß und bringen Freude und Leichtigkeit in den Alltag. Der gewohnte Ablauf mit Kontaktaufnahme und Spaziergang durch den Park endet mit einem Ritual. Die Ziegen erhalten eine Belohnung, wenn sie auf dem Holzsockel stehen bleiben und je nach Aufforderung den Fuß reichen oder in die Knie gehen. Zum Abschluss werden sie nochmals gestreichelt und jeder Teilnehmer bedankt sich beim Tier für den schönen Spaziergang.

TABELLE 6: Übersicht zu den eingesetzten Tieren, ihren Eigenschaften und den entsprechenden Interventionsmöglichkeiten

Hühner

Eigenschaften	• Lebhaft, gesellig • Putzen regelmäßig das Federkleid • Beschäftigt mit Futtersuche, Picken, Scharren, Staubbad nehmen • Wackeln beim Gehen mit dem Kopf, schlucken Steine, um die Verdauung anzuregen • Sitzen gerne auf einer Erhöhung oder Sitzstange zum Schlafen, entspannen im Schatten • Zeigen 30 verschiedene Lautäußerungen wie Gackern, Gackeln, Krähen, Brummen, Schnarren, Angstschreie etc. • Besitzen keine Schweißdrüsen, ertragen Kälte besser als Temperaturen über 28 °C • Fluchttiere • Zeigen schnell Stress an durch Hecheln, Flügel abspreizen, Bewegungsunlust etc. • Legen Eier, liefern Federn • Nehmen Kontakt zum Menschen auf	
Interventionsmöglichkeiten	Beobachten:	• Sozialverhalten bei der Futtersuche • Kommunikation unter den Tieren • Lautrepertoire (leises Gackern bis lauter Hahnenschrei)
	Lernen:	• Erfolgreich Hühnersprache erlernen • Verhalten und Hühnersprache imitieren
	Fürsorge:	• Krallenpflege • Federpflege
	Auseinandersetzung mit Angst:	• Füttern aus der Hand
	Betätigung:	• Versorgen der Hühner • Futterteller herrichten, Farben-Training • Futter herstellen
	Training:	Target-Training (durch Reifen und Tore laufen, über Gegenstände hüpfen etc.)

Kaninchen

Eigenschaften	• Aktive, gesellige, soziale Tiere, kuscheln zusammen mit anderen, pflegen ihr Fell • Als Nesthocker werden sie nackt und blind geboren und sind auf die Pflege der Mutter angewiesen • Sind dämmerungs- und nachtaktiv • Relaxen über Mittag • Entspannen sich an geschützten Plätzen, in Röhren, Unterständen, Baumstämmen etc. • Weibchen buddeln Tunnelsysteme, Männchen eher Mulden • Untersuchen neugierig und vorsichtig die Umgebung • Kommunizieren durch verschiedene Lautäußerungen, Mimik und Körperhaltung und Duftmarken • Flucht- und Beutetiere • Zeigen Stress durch Warnklopfen und Zickzacksprünge an • Nehmen Kontakt zum Menschen auf	
Interventionsmöglichkeiten	Beobachten:	• Sozialverhalten, Rangordnung • Visuelle Kommunikation unter den Tieren • Lautrepertoire (Murren, Fauchen, Knirschen, Zähneklappern etc.)
	Lernen:	• Klopfsignale • Verhalten und Klopfsignale imitieren
	Fürsorge:	• Krallenpflege • Fellpflege • Zahnkontrolle
	Auseinandersetzung mit Angst:	• Füttern aus der Hand
	Sinne erleben:	• Taktile Reize: Streicheln, Massieren, Kraulen • Am Fell riechen • Fell bürsten • Futter aus der Hand anbieten
	Betätigung:	• Gehölze suchen als Knabbererlebnis • Buddelkiste bauen • Kuschelecken einrichten • Höhlen bauen aus Ästen

	Futterspiele:	• Futtersnacks herstellen und dörren • Gemüse, Kräuter, Gräser an einer Leine aufhängen und mit Wäscheklammern befestigen • Snackball, Eierschachteln, Tannzapfen, WC-Rollen befüllen mit Gemüsestücken, getrockneten Kräutern oder Heucobs und Heu • Logik-Denk-Spiele (aus dem Handel)
	Training:	• Target-Training • Clicker-Training • Hindernisparcours

Katzen

Eigenschaften	• Zeigen ein widersprüchliches Verhalten: sind unabhängig und leben in enger Beziehung mit anderen • Entspannt: schlafen 15–16 Stunden, geduldiges Beobachten und Jagen • Exzessive Anspannung: laufen, springen, klettern, jagen • Aktiv und spielfreudig mit Artgenossen, bevorzugen freies Spiel, pflegen sich außerordentlich lange • Als Nesthocker und Säugetier werden sie nackt und blind geboren und sind auf die Pfleg der Mutter angewiesen • Territorial organisiert, nachtaktiv, anpassungsfähig • Kommunizieren durch verschiedene Lautäußerungen (Miauen, Trillern, Fauchen, Heulen, Knurren) und durch Mimik, Körperhaltung, Schwanzstellung, Kratzspuren und Duftmarken • Flucht- und Raubtiere • Zeigen Stress durch Flucht, Knurren, Zischen, aggressives Verhalten, obsessive Fellpflege, Harnabsetzen, Entwicklung einer Krankheit etc. • Nehmen Kontakt zum Menschen auf	
Interventionsmöglichkeiten	Beobachten:	• Verhalten der einzelnen Katze • Sozialverhalten untereinander bei mehreren Katzen • Visuelle Kommunikation unter den Tieren und zum Menschen • Lautrepertoir: Schnurren, Murren, Fauchen etc. • Signale: runder Rücken, Starren, Schwanz schlagen bei Stress oder langsames Blinzeln und Köpfeln bei freundlicher Kontaktaufnahme
	Lernen:	• Warnsignale (Ohren, Gesicht, Schwanz) • Verhalten und Laute imitieren

Fürsorge:	• Krallenpflege • Fellpflege • Zahnkontrolle
Sinne erleben:	• Taktile Reize: Streicheln, Massieren, Kraulen • Am Fell riechen • Fell bürsten • Leckerli aus der Hand anbieten
Betätigung:	• Höhlen aus Kartonkisten bauen • Burg bauen mit Kartonkisten und mehreren Etagen, Löcher als Ein- und Ausgang einbauen • Wühlkiste bauen mit Blättern, Zweigen, Kräutern • Kuschelecke einrichten • Mäusefangspiel
Futterspiele:	• Futterverstecke basteln (WC-Rollen in eine Kiste stellen) und mit Trockenfutter füllen • Schnüffelteppich
Training:	• Target-Training • Clicker-Training • Versteckspiele • Suchspiele • Hindernislauf

Meerschweinchen

Eigenschaften	• Soziale Tiere, starker Gruppenverband • Beschnuppern sich zur Kontaktaufnahme • Kuscheln nur bei engen Freundschaften und als junge Tiere oder wenn sie ängstlich sind • Als Nestflüchter werden sie mit geöffneten Augen und vollständig behaart geboren • Bewegen sich sofort selbstständig und folgen der Mutter bereits unmittelbar nach der Geburt • Sind tagaktiv • Sind neugierig • Essen teilweise bis zu 70-mal am Tag • Entspannen sich an geschützten Plätzen, Unterständen, Röhren, Holzstämmen, verweilen in Hängematte • Schlafen nur in Seiten- oder Bauchlage, wenn sie sich wirklich sicher und wohlfühlen • Kommunizieren mit den Artgenossen mittels Laut- und Körpersprache • Als Flucht- und Beutetiere reagieren sie sofort, auch unerwartet bei schnellen Bewegungen in ihrem Umfeld • Nehmen über Lautsprache Kontakt zum Menschen auf

Interventions-möglichkeiten	Beobachten:	• Sozialverhalten, Rangordnung • Visuelle Kommunikation unter den Tieren • Lautrepertoire (Grunzen, Glucksen, Gurren, Brummen, Knattern, Quietschen, Pfeifen etc.) • Trommeln
	Lernen:	• Verständigungssignale • Verhalten imitieren • Biografiearbeit
	Fürsorge:	• Krallenpflege • Zahnkontrolle
	Auseinandersetzung mit Angst:	• Füttern aus der Hand
	Sinne erleben:	• Leckerli aus der Hand anbieten • Fell, Füße und Krallen in der Hand spüren
	Betätigung:	• Gehölze suchen, als Knabbererlebnis • Buddelkiste bauen • Kuschelecken einrichten • Höhlen bauen aus Ästen
	Futterspiele:	• Futtersnacks herstellen und dörren • Gemüse, Kräuter, Gräser an einer Leine aufhängen und mit Wäscheklammern befestigen • Futterbaum, Futterspieß • Snackball, Eierschachteln, Tannzapfen, WC-Rollen befüllen mit Gemüsestücken, getrockneten Kräutern oder Heucobs und Heu • Logik-Denk-Spiele (aus dem Handel)
	Training:	• Target-Training • Clicker-Training • Hindernisparcours

Schafe

Eigenschaften

- Ruhige, friedliebende, neugierige Tiere, leben im sozialen Verband, bauen lebenslange Freundschaften auf
- Das Leittier ist meist ein erfahrenes Muttertier, es bleibt mit seinen Töchtern und deren Nachwuchs zusammen; nach der Geburt steht das Lamm nach wenigen Minuten auf, um am Euter der Mutter zu trinken, das Schwanzwedeln zeigt an, dass alles okay ist
- Kämpfen äußerst selten miteinander, Jungtiere kämpfen spielerisch, klären die Rangordnung
- Empfinden Trauer, wenn eines der Herdenmitglieder stirbt
- Sanfte, leise Annäherung
- Kommunizieren in verschiedenen Lauten
- Als Wandertiere verbringen sie die meiste Zeit mit Essen und Wiederkauen
- Lieben Äste, frisches Gras, Kräuter, Heu etc.
- Haben kurze Schlafphasen von jeweils einer halben Stunde
- Sind sehr wetterfühlig und werden nervös, wenn ein Gewitter droht
- Sind resistent gegen Kälte und finden ihr Futter unter einer mehrere Zentimeter dicken Schneeschicht, Leiden in der Hitze.
- Erkennen Gefahr auch über das Gehör
- Wolllieferanten
- Fluchttiere, Wiederkäuer
- Nehmen Kontakt zum Menschen auf

Interventionsmöglichkeiten

Beobachten:	• Gruppendynamik, Sozialverhalten • Rangordnung • Kampfsignale, Stirn an Stirn schlagen • Visuelle Kommunikation unter den Tieren • Lautrepertoire (Mähen, Meckern, Blöken, Pfeifen, Knirschen etc.) • Flehmen, Schmatzen, Rülpsen
Warnsignale:	• Aufklopfen mit den Vorderbeinen, Stampfen
Lernen:	• Verständigungssignale • Verhalten imitieren • Biografiearbeit
Fürsorge:	• Klauenpflege • Fellpflege
Auseinandersetzung:	• Nähe-Distanz regulieren • Neue Verhaltensmöglichkeiten einüben
Sinne erleben:	• Taktile Reize: Streicheln, Massieren, Kraulen • Leckerli aus der Hand anbieten • Olfaktorische Reize

Betätigung:	• Äste mit Blättern suchen, als Knabbererlebnis • Versorgung der Tiere, Futter vorbereiten • Box ausmisten • Spaziergänge
Futter herstellen:	• Futtersnacks herstellen und dörren • Äste in der Schafbox zum Knabbern aufhängen • Popcorn herstellen
Training:	• Target-Training • Clicker-Training • Recall-Training • Hindernisparcours

Ziegen

Eigenschaften	• Neugierig, lebhaft, intelligent • Lernen schnell • Kommunizieren laut, auffordernd, sind gesellig • Können Krankheiten entwickeln, wenn sie von ihrer Herde getrennt werden oder alleine leben müssen • Meistens friedliebend, kämpfen bei Rangstreitigkeiten oder Zuzug von neuen Tieren • Chefin der Herde ist meist eine ältere, erfahrene, kräftige Ziege • Wählerisch beim Futter, knabbern gerne am Gehölz, essen Laub von Büschen und Bäumen • Lieben Bewegung und Aktivität jeglicher Art – springen auf erhöhte Gegenstände, ruhen sich aus auf hoch liegenden Flächen • In Nordafrika klettern die Ziegen auf Bäume, um an die Früchte zu gelangen • Sind wasserscheu, mögen keinen Regen • Können die Hitze gut ertragen, sind empfindlich bei kalter Witterung • Fluchttiere, Wiederkäuer • Nehmen Kontakt zum Menschen auf
Interventionsmöglichkeiten	Die Interventionsmöglichkeiten sind bei Schafen und Ziegen identisch und entsprechend nur einmal aufgeführt.

Im Downloadbereich des Buches finden sie separate Übersichten für jede Tierart. Das Passwort heißt »Tiergestützt_2025«.

Umgang mit Tieren der Patient*innen

Eigene Hunde können in der Privatklinik der UPK nach Absprache auch mit auf die stationären Abteilungen genommen werden. Es gibt ein Konzept und ein Merkblatt für den Umgang mit dem Hund auf der Abteilung und im Park. Kann dieser Umgang mit dem Tier nicht gewährleistet werden, ist das Tier von den Besitzer*innen an einem anderen Ort unterzubringen. Besucher*innen sowie Patient*innen, die ihren Hund in die Klinik mitbringen, müssen eine angemessene Privathaftpflichtversicherung abgeschlossen haben.

Der Park der Klinik ist öffentlich zugänglich. Patient*innen und Besucher*innen nutzen den Park für Spaziergänge. Es gibt Kinder, Erwachsene und Tiere, die Angst vor Hunden haben oder sie nicht mögen. Daher sollte der eigene Hund stets angeleint bleiben und die Gehege der Tiere gemieden werden. Um auch Wildtiere wie Igel, Eichhörnchen und Enten zu schützen, sollten die Hunde an der kurzen Leine geführt werden.

Anfragen von Patient*innen, Meerschweinchen, Kaninchen und Katzen mit auf die Station nehmen zu dürfen, konnten bis jetzt unterschiedlich gelöst werden. Meerschweinchen und Kaninchen fanden einen Platz im Tierhaus, sofern der Quarantäneraum frei war und Patient*innen sie mitversorgten. Abzuraten ist von Katzen, die in einem Katzenheim oder zuhause fremdbetreut besser aufgehoben sind.

Tiere auf den Pflegeabteilungen

Unsere langjährigen Erfahrungen zeigen, dass bereits die regelmäßige Anwesenheit einer Katze auf der Abteilung die Zusammenarbeit der Menschen fördert. Daher ist es nicht überraschend, dass eine Katze oder ein Hund auch oft bei Teamsitzungen oder Gruppengesprächen mit Patient*innen anwesend ist und damit ausgleichend und entspannend auf die Gesprächsatmosphäre wirkt. Wichtig ist, dass das Tier jederzeit den Raum verlassen und sich in einen geschützten Raum zurückziehen kann, wenn die Atmosphäre nicht mehr stimmig ist.

In den UPK-Basel wohnen schon seit mehr als zwanzig Jahren Katzen auf den Abteilungen. Aktuell sind es zwei Abteilungen, die Katzen halten. Für Katzen, Hunde, Fische und Vögel, die aufgenommen werden, sind die Abteilungsleitung sowie zwei weitere Personen zuständig. Die Abteilung verfügt über ein Konzept, der bei ihnen lebenden Tierarten, das auch hygienische, versicherungsrechtliche und tierschutzrelevante Maßnahmen beinhaltet. Zur Orientierung der

Patient*innen sowie des Personals dient ein Merkblatt, das den Umgang mit der entsprechenden Tierart auf der Abteilung und im Park regelt. Die Anwesenheit eines Tieres ist immer mit einem Arbeitsmehraufwand verbunden und sollte berücksichtigt werden.
Haustierhaltung ist nicht gestattet, wenn Patient*innen und Mitarbeiter*innen an Allergien und entsprechenden Phobien leiden. Es ist auch davon abzusehen, wenn bei der Mehrheit eines Teams Zweifel bestehen.

Hundegestützte Therapie

Wie bereits angedeutet, ist die tiergestützte Therapie keine eigenständige Therapieform, sondern ein Ansatz bzw. eine Methode, die durch fachspezifische Interventionen andere Therapien ergänzen kann. Eine Zusatzausbildung für Fachkräfte ist notwendig, um Tiere in den jeweiligen Grundberufen professionell einzubinden. Der Hund und die Fachperson sind speziell für den Einsatz geschult worden, dabei sind auch hygienische, versicherungsrechtliche und tierschutzrelevante Punkte zu beachten. Ein Therapiebegleithund unterscheidet sich von anderen Hunden. Durch seinen Einsatz sollen gezielt psychische oder körperliche Probleme von Patient*innen verbessert werden.

Schon die Anwesenheit eines Hundes senkt den Blutdruck.

Es ist erwiesen, dass die Anwesenheit eines Tieres in der Praxis den Einstieg in die therapeutische Behandlung verändert. Tiere haben oft einen hohen Aufforderungscharakter und bieten spontane Kontaktmöglichkeiten an. Beobachtend aus der Distanz oder auch durch Körperkontakte. Dabei lösen sie vielseitige Emotionen aus. Den Patient*innen fällt es dann oft leichter, mit den Therapeut*innen in eine Beziehung zu kommen oder auch in kritischen Phasen in Beziehung zu bleiben. Hunde werden in verschiedenen psychotherapeutischen Settings (Einzeltherapie, Gruppentherapie oder Familiengespräch etc.) im Innen- oder Außenbereich eingesetzt.
Hundegestützte Interventionen sind in der psychotherapeutischen Behandlung sehr bekannt und hilfreich, können jedoch nur in bestehende, anerkannte Therapiemethoden integriert werden. Die Profession der Fachperson ist ausschlaggebend für den Einsatz des Tieres. Ein*e Verhaltenstherapeut*in wird das Tier beispielsweise vorzugsweise verhaltenstherapeutisch einsetzen. Bei ausgebildeten Physiotherapeut*innen, die Tiere in ihrer klinischen Praxis einsetzen, stehen die Aktivierung und die körperliche Bewegung im Vordergrund, während Ergotherapeut*innen das Tier eher mit dem Fokus auf die Alltagsfunktionalität der Klient*innen integrieren.
In den UPK Basel werden Hunde tageweise in einzeltherapeutischen Settings eingesetzt. Eine wichtige Voraussetzung ist, dass der*die Patient*in es sich wünscht,

dass ein Hund anwesend ist und keine Allergien vorliegen. Vor allem ist auch hier zu beachten, dass das Tier jederzeit den Raum verlassen kann, wenn die Atmosphäre nicht mehr stimmig ist, um sich in einen geschützten Raum zurückzuziehen. Die anfallenden Kosten des eigenen Tieres (Versicherung, Futter, tierärztliche Behandlungen, Spielzeug etc.) gehen zu Lasten der Hundeführer*innen.

Sozialhundeteams

Speziell ausgebildete Sozialhundeteams kommen zur hundegestützten Therapie oder hundegestützten Förderung in die UPK Basel.
Es werden viele unterschiedliche Ausbildungen zum Sozialhundeteam angeboten. Die UPK empfiehlt Schulungen für die Besitzer*innen mit Hund, weil so die Interaktionen zwischen beiden gestärkt werden, der Hund frei agieren und dabei ein freundliches, offenes Wesen entwickeln kann. Die Leitung der tiergestützten Therapie führt einen Pool für Sozialhundeteams und gibt bei Bedarf Adressen an die Abteilungen weiter. Sozialhundeteams wird empfohlen, sich jährlich durch die Ausbildungsinstitution prüfen und beraten zu lassen.
In einer Studie von Urban u. a. (2015) in der Klinik für Psychiatrie und Psychotherapie Bethel (Evangelisches Krankenhaus Bielefeld) wurden die Effekte von Therapiebegleithunden auf Patient*innen mit einer Abhängigkeitserkrankung im akutpsychiatrischen Drogenentzug untersucht.
Spaziergänge mit den Hunden führten bei den Patient*innen unmittelbar nach der Intervention zu einer signifikanten Verbesserung der emotionalen Befindlichkeit und zu einer Reduktion des Cravings. Die Autoren folgern daraus, dass der Einsatz von Hunden auch in niedrigschwelliger Form einen gesundheitsfördernden Effekt auf Patient*innen im stationären Drogenentzug haben kann.

Spaziergänge mit Hunden reduzieren das Craving.

Hunde am Arbeitsplatz

Arbeitgeber*innen und Arbeitnehmer*innen entdecken, dass Tiere den Alltag bereichern und auf den Menschen physisch, psychisch, mental und sozial ausgleichend und anregend wirken können. Immer vorausgesetzt, dass der Arbeitsort es zulässt, das Tier einen Raum mit Rückzugsort hat und sich in den Arbeitsprozess integrieren kann. In den UPK Basel können Mitarbeiter*innen ihre Hunde zur Arbeit mitbringen, sofern die anderen Mitarbeiter*innen und die Vorgesetzten damit einverstanden sind und unter keiner Tierphobie oder Tierhaarallergie leiden. Regeln im Umgang mit dem Tier am Arbeitsplatz und im Park sollten vorhanden sein, um andere Menschen und Patient*innen mit Hundephobien und Ängsten nicht zu belästigen und andere Tiere nicht zu gefährden.

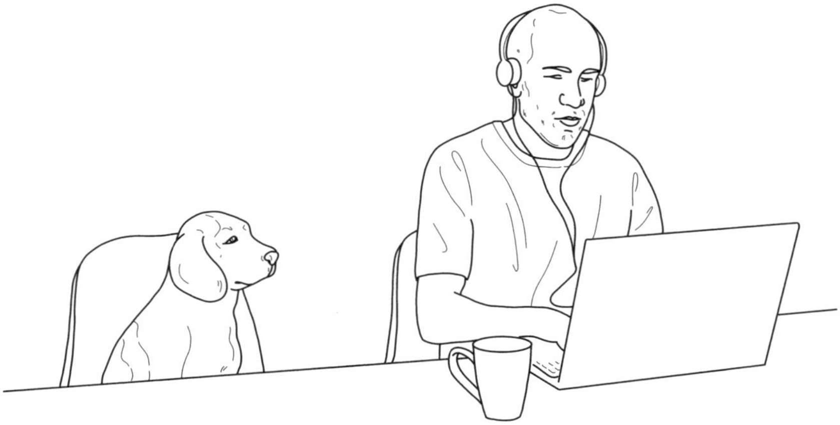

Tiere am Arbeitsplatz motivieren auch die Mitarbeiter*innen, ihre Pausen an der frischen Luft verbringen, um mit dem Tier spazieren zu gehen und zu spielen.

Erfahrungsberichte von ehemaligen Patient*innen

Um einen direkten Einblick in die Perspektive der Patient*innen auf die tiergestützte Therapie zu erhalten, haben wir im Herbst 2023 einige unserer Patient*innen nach Abschluss ihrer stationären Behandlung in der UPK gefragt, ob sie ihre Erfahrungen teilen würden mittels eines teilstrukturierten Fragebogens. Angefragt wurden elf Patient*innen mit unterschiedlichen Diagnosen. Vier Patient*innen haben geantwortet und ihren Eindruck und ihr Erleben geschildert. Die Namen wurden anonymisiert.

BASIL: »Ich bin 23 Jahre alt und war drei Monate auf der Abteilung für Verhaltenssüchte in stationärer Behandlung. Auf der Abteilung hatten wir jeden Morgen Gruppentherapie. Einzelgespräche mit Therapeut*innen fanden zweimal in der Woche statt. Das Gruppenformat war für unsere Abteilung viel häufiger als die weniger stattfindende tiergestützte Therapie im Einzelsetting. Am meisten Kontakt hatte ich mit den wundervollen Zwergziegen. Gelegentlichen Kontakt hatte ich

auch mit den Meerschweinchen und Niggi, dem Hasen. Leider hatte ich vorher noch keine Tiere und es kamen auch keine neuen Tiere in mein Leben.
Zu Beginn fand ich es besonders schwierig, präsent zu sein und meinen Auftrag als ›Anführer‹ im Spaziergang mit den Ziegen ernst zu nehmen bzw. achtsam durchzuführen. Auch Autorität auszustrahlen fiel mir nicht leicht, ich war schnell überfordert und verunsichert, wenn die Tiere wegliefen und musste mich immer wieder auf die Blechbüchse mit den ›Goodies‹ von Frau Winkler verlassen, um die Situation erneut in den Griff zu bekommen. Am besten hat mir gefallen, dass die Ziegen genauso viel »Charakter« haben wie ein Hund und wie alle anderen Tiere völlig verschiedene Persönlichkeiten haben. Gerne hätte ich auch mit Hunden Kontakt gehabt, aber man kann nicht alles haben.
Meine Einstellung zu Tieren hat sich total verändert. Ich war vor dem Klinikeintritt der Meinung, dass Tiere mich nicht gernhaben könnten. Und dass ich sie wiederum nicht liebhaben dürfte. Der regelmäßige Kontakt mit den Tieren und das Feedback von Frau Winkler brachten eine Seite von mir hervor, die ich bisher nicht kannte. Eine liebevolle, zärtliche und fröhliche Seite, die ich mir mithilfe der tiergestützten Therapie erlauben durfte.
Ehrlich gesagt wusste ich nicht, was mich in der tiergestützten Therapie erwartete. Ich hoffte einfach auf Tierkontakte, ein Bedürfnis, das mehr als genug erfüllt wurde. Die tiergestützte Therapie erlebte ich als eine positive Ergänzung der anderen Therapien. Wenn mir die Menschen auf der Abteilung auf den Keks gingen, kam ich bei den Tieren immer zur Ruhe.
Da ich derzeit auf der UPK ambulant noch in Einzeltherapie bin, sehe ich gelegentlich die vier Zieglein und freue mich immer wieder aufs Neue, sie zu sehen, selbst wenn ich nicht direkt mit den Tieren in Kontakt komme. Abgesehen davon muss ich bei jedem Kastanienbaum und bei jedem Hagebuttenstrauch daran denken, wie gern sie diese zum Essen hatten.« ■

BARBARA: »Ich bin 58 Jahre alt und war stationär in der Klinik. In der tiergestützten Therapie war ich im Rahmen der Einzel- und später auch der Gruppentherapie. Am meisten Kontakt hatte ich mit den Schafen und Ziegen. Durch die tiergestützte Therapie ist ein Hund in mein Leben gekommen. Heute lebe ich mit Hund und Katze. Die Liebe zur Natur und zu den Tieren wurde durch die tiergestützte Therapie neu geweckt. Mit den Tieren erlebte ich nie schwierige Situationen. Verändert hat sich, dass ich heute mehr Mut gegenüber Tieren habe und ihnen unvoreingenommen begegnen kann. Die tiergestützte Therapie erlebte ich als eine positive Ergänzung zu den anderen Therapien auf der Abteilung.« ■

MANUEL: »Ich bin 23 Jahre alt und war drei Monate auf der Abteilung für Verhaltenssüchte in stationärer Behandlung. Auf der Abteilung hatte ich Gruppen- und Einzeltherapie die spezifisch auf die Erkrankung ausgerichtet sind. Kontakt zu den Tieren hatte ich innerhalb der Gruppe der tiergestützten Aktivität.
Ich wollte von Anfang an in die tiergestützte Aktivität, weil ich Tiere sehr mag. Als Kind bin ich mit Hunden aufgewachsen und in den letzten Jahren hatte ich auch Katzen. Als Kind war ich ab und zu auf einem Bauernhof, in einem Tierpark oder Streichelzoo. Vor der tiergestützten Aktivität hatte ich zu keinem Tier eine emotionale Bindung, außer zu meinen Haustieren. Die wichtigsten Tiere waren für mich die Schafe und die Ziegen, wobei ich die Schafe lieber hatte.
An der tiergestützten Aktivität gefiel mir vieles: die Tiere, die Gruppe und die Therapeut*innen. Deshalb habe ich auf die Frage ›Wie war die tiergestützte Aktivität heute?‹ immer ›Gut! Wie immer‹ geantwortet. Ein Ereignis, über das ich mich sehr gefreut habe, war, als ich emotional aus der Gruppentherapie in die tiergestützte Aktivität kam und mich allein zu den Schafen setzen durfte. Tiere sind die Besten, weil sie Wärme und Nähe geben, ohne zu urteilen oder Fragen zu stellen. Wenn es meine Lebenssituation zulässt, würde ich sehr gern einmal selbst Schafe haben.
Das Gespräch mit einer Mitpatientin, die mir ihre Geschichte erzählte und darüber sprach, wie sie während ihres Aufenthaltes drogenabstinent geworden ist, wird mir noch lange in guter Erinnerung bleiben und hat mich motiviert, es auch selbst zu schaffen, was mir gegen Ende meiner Therapie auch gelungen ist. Leider bin ich im Moment wieder rückfällig.
Die tiergestützte Therapie könnte man meiner Ansicht nach noch verbessern, wenn zusätzlich Pferde oder noch besser Esel eingesetzt würden. Lamas und noch mehr Schafe wären auch gut und vielleicht sogar noch ein Einhorn.« ■

MELANIE: »Ich bin 45 Jahre alt und war vier Monate stationär auf einer Abteilung für affektive Störungen. Gleich zu Beginn des Klinikaufenthaltes habe ich mich für die tiergestützte Aktivität angemeldet. Diese fand immer in einer Gruppe von zwei bis drei Personen statt. Den regelmäßigsten Kontakt hatte ich zu den Ziegen. In fast jeder Therapieeinheit begleitete ich die Herde auf ihre Weide. Es beeindruckte mich, wie die Tiere mit der Zeit von selbst auf mich zukamen, um mich zu begrüßen. Der Ziegenbock Nemo schien mich besonders ins Herz geschlossen zu haben – er holte sich bei jeder Gelegenheit seine Streicheleinheiten bei mir ab.
In unserer gemeinsamen Wohnung halten mein Mann und ich einen ungarischen Zwerghamster. Dieser sorgt für viel Abwechslung und Anlass zum Schmunzeln. Er ist handzahm und sucht täglich den Kontakt zu uns. Oft will er auf

die Hand genommen werden. Zu jeder Mahlzeit zeigt er sich einmal kurz, um Hallo zu sagen.
Ich erinnere mich an schwierige Situationen mit den Schafen. Wenn sie mit ihren langen Hörnern den Kopf in meinen Schoß legten, war Vorsicht geboten. Durch die tiergestützte Therapie ist mir bewusst geworden, dass ich Tiere schnell unterschätze. Ich war überrascht, an wie viele verschiedene Menschen sich z. B. Schafe erinnern können.
Am besten gefiel mir, dass die Therapie regelmäßig stattfand. So konnten sich Tier und Mensch gegenseitig kennenlernen. Ich schätzte die Therapie draußen an der frischen Luft. Schon allein der Stallgeruch war für mich ein Stück Heimat. Und das praktische Anpacken tat mir in meiner Situation gut.« ■

Ausschlusskriterien für die tiergestützte Therapie

Grundsätzlich stehen die Angebote der tiergestützten Interventionen allen Patient*innen der Kliniken an den UPK offen, sofern keines der nachfolgenden Ausschlusskriterien vorliegt.
Eine enge Absprache mit dem Behandlungsteam ist dabei von besonderer Bedeutung, um sicherzustellen, dass Patient*innen nicht vor Ort abgewiesen werden müssen. Ebenso sollten bestimmte medizinische Kontraindikationen wie ansteckende Krankheiten (z.B. Hauterkrankungen, Infektionskrankheiten), offene Wunden und kürzlich durchgeführte Operationen überprüft worden sein, um Patient*innen und Tiere nicht zu gefährden.
Patient*innen, die Allergien aufweisen oder gesundheitliche Bedenken im Umgang mit Tieren haben (z.B. Atemwegserkrankungen, Hautirritationen), sollten ebenfalls von den Interventionen ausgeschlossen werden. Erhoffen die Patient*innen dennoch eine Teilnahme, sollte dies nur unter ärztlicher Vorordnung und Begleitung erfolgen, um mögliche gesundheitliche Risiken zu minimieren.
Das Behandlungsteam sollte vollständig über die relevanten Ausschlusskriterien informiert sein, um eine reibungslose Durchführung der tiergestützten Interventionen zu gewährleisten.
Während einer akuten psychotischen Episode sind Patient*innen von tiergestützten Interventionen ausgeschlossen werden. In diesem Zustand können sie die Umwelteinflüsse nicht mehr adäquat verarbeiten, was zu einer Reizüberflutung führt. Denkstörungen, Wahnvorstellungen, unkontrollierbare Gefühlszustände und Halluzinationen können auftreten. Diese Symptome verhindern eine

konstruktive Kommunikation und Interaktion mit den Tieren. Zudem sind die betroffenen Patient*innen oft nicht erreichbar, was in der Arbeit mit den Tieren zu gefährlichen Situationen führen kann.
Des Weiteren muss eine Selbst- oder Fremdgefährdung durch das Behandlungsteam ausgeschlossen werden können. Tiergestützte Interventionen dürfen nicht durchgeführt werden, wenn es zu einer Gefahr für die Patient*innen selbst oder für die Mitarbeiter*innen und Tiere kommt. Dies kann bei stark aggressivem Verhalten, unkontrollierten Bewegungen oder potenziell gefährlichen Reaktionen auf die Tiere der Fall sein.
Alkohol- und Drogenkonsum stellen ebenfalls ein Ausschlusskriterium dar. Patient*innen unter Einfluss von Alkohol und Drogen sind möglicherweise nicht in der Lage, sicher und respektvoll mit den Tieren umzugehen, was sowohl für die Tiere als auch für den Patienten und andere Gruppenteilnehmer*innen gefährlich sein kann. Zudem ist die Effektivität der Therapie nicht gewährleistet bei eingeschränkter kognitiver und emotionaler Verarbeitung. Durch den Substanzgebrauch lassen sich die Patient*innen womöglich auch nicht ausreichend auf die Therapie ein.
Patient*innen, die ein aggressives Verhalten zeigen oder eine erhöhte Erregung aufweisen, können die Sicherheit der Tiere und andere Patient*innen gefährden. In solchen Fällen sollte auf eine Teilnahme an der tiergestützten Therapie verzichtet werden.
Zeigen Patient*innen eine ausgeprägte Phobie oder eine starke Abneigung gegenüber Tieren, ist der Einbezug von Tieren ungeeignet, da diese Ängste verstärkt werden können. Ebenso können kulturelle Hitergründe, persönliche Vorbehalte und religiöse Bedenken die Teilnahme verhindern.
Bedenklich ist auch die Vermenschlichung von Tieren. Diese kann dazu führen, dass die Bedürfnisse und natürlichen Verhaltensweisen der Tiere nicht korrekt berücksichtigt werden. Wenn tierische Ausdrucksformen falsch interpretiert werden, kann dies zu Missverständnissen und gefährlichen Situationen führen. Ein Beispiel hierfür wäre, wenn ein Hund drohend die Zähne fletscht und dieses Verhalten fälschlicherweise als »Lächeln« gedeutet wird, was potenziell zu einer gefährlichen Interaktion führen kann (vgl. Vernooij & Schneider 2018).

Zusammenarbeit mit anderen Berufsgruppen

In der psychiatrischen Behandlung kommen verschiedene therapeutische Angebote zum Tragen, die sich in ärztliche, psychologische und pflegerische Interventionen sowie spezialisierte Fachtherapien unterteilen. Zu den Fachtherapien zählen unter anderem künstlerische Therapien wie Musik-, Tanz- oder Kunsttherapie sowie Bewegungs-, Physiotherapie und schließlich die naturnahen Therapien wie Aromatherapie, Gartentherapie und die tiergestützte Therapie.

Patient*innen wünschen sich oft alternative Verfahren, wie sie die Fachtherapien anbieten, auch als Ergänzung zur Medikation und Psychotherapie. Die tiergestützte Therapie bietet eine wertvolle Ergänzung zu traditionellen Therapieformen, insbesondere in der Behandlung von Patient*innen mit psychischen Erkrankungen. Sie fördert nicht nur die Resilienz und Motivation der Patient*innen, sondern unterstützt durch nonverbale Kommunikation auch die Ressourcenaktivierung. Während viele therapeutische Ansätze auf verbale Interaktionen setzen, bietet die Arbeit mit Tieren eine einzigartige Möglichkeit, positive Verhaltensänderungen und Lebensumstellungen anzustossen – etwa durch die Erfahrung mit Tieren, die später in einer eigenen Haustierhaltung fortgeführt werden können. Dies kann langfristig zu nachhaltigeren Ergebnissen führen, als es oft bei medikamentöser Behandlung der Fall ist.

Ein multimodaler Ansatz in der Psychiatrie bedeutet, dass verschiedene Therapien in einer Weise kombiniert werden, die den individuellen Bedürfnissen und Lebensumständen der Patient*innen gerecht wird. In akuten Phasen kann die Medikation schnelle Linderung verschaffen, während Fachtherapien langfristig dazu beitragen, die Partizipation und Autonomie der Patient*innen zu fördern. Der Erfolg eines solchen Ansatzes hängt entscheidend vom interdisziplinären Austausch und der gezielten Abstimmung der Therapieziele ab.

Ein zentraler Baustein für den Erfolg in der Therapie ist die Partizipation der Patient*innen. Sie sollten aktiv in Entscheidungen eingebunden werden, um den Selbstwert und die Selbstwirksamkeit zu fördern und das Gefühl des Ausgeliefertseins an die Krankheit oder das Behandlungsteam zu verringern. Indem Patient*innen in die Gestaltung ihrer Therapie eingebunden werden, können sie eigenverantwortliche Handlungsoptionen entwickeln und umsetzen, was ihre Motivation und Genesung positiv beeinflusst.

Die Evaluation der tiergestützten Therapie erfolgt regelmäßig durch Gespräche zwischen Fachtherapeut*innen und Patient*innen sowie den erweiterten Austausch mit Psycholog*innen und Ärzt*innen. Insbesondere bei längeren

Aufenthalten von mehr als drei Wochen haben sich Intervisionsgespräche und Fallbesprechungen im interdisziplinären Team als hilfreich erwiesen, um die Wirkung von Maßnahmen und Prozessen zu prüfen und gegebenenfalls die Ziele der tiergestützten Therapie neu anzupassen.

Die tiergestützte Therapie ist stets auf interdisziplinäre Kooperation angewiesen. Neben den Fachtherapeut*innen arbeiten auch Tierführer*innen (z.B. mit externen Tieren), Tierpfleger*innen (bzgl. Gesundheit, Hygiene, Ernährung und Erholung der Tiere), Gärtner*innen, Reinigungs- und Supportdienste (Technik, Sicherheit, Schreinerei) eng zusammen, um eine sichere und wirksame Therapieumgebung zu schaffen. Diese Zusammenarbeit ist entscheidend, um die tiergestützten Interventionen optimal vorzubereiten und in den Gesamtbehandlungsplan zu integrieren.

Die tiergestützte Therapie ist ein wertvoller Bestandteil multimodaler Behandlungskonzepte in der Psychiatrie. Sie bietet nicht nur eine wichtige Möglichkeit zur Förderung von Resilienz und Selbstwirksamkeit, sondern kann auch langfristig zur Genesung und Linderung psychischer Erkrankungen beitragen. Eine erfolgreiche Therapie erfordert die enge Zusammenarbeit aller beteiligten Fachpersonen. Die individuellen Bedürfnisse der Patient*innen müssen einbezogen werden, um eine effektive Behandlung zu gewährleisten. Die Rückkoppelung von Ergebnissen und Ressourcen aus den tiergestützten Interventionen in andere therapeutische Ansätze sind essenziell. Die in der Arbeit mit Tieren aktivierten Ressourcen können in psychotherapeutischen Gesprächen und anderen Fachtherapien aufgegriffen und weiterbearbeitet werden, um eine ganzheitliche Behandlung zu gewährleisten.

Allgemeine Rahmenbedingungen

Jede tiergestützte Intervention braucht einen klaren institutionellen Rahmen. In diesem letzten Kapitel werden wir die Rahmenbedingungen näher erläutern, welche es bei der Umsetzung von tiergestützten Interventionen zu beachten gilt. Jede Tierart erfordert spezifische Anforderungen, um eine nachhaltige und professionelle Praxis gewährleisten zu können.

Qualitätssicherung

Zur Qualitätssicherung sollten Richt- und Leitlinien für die tiergestützte Therapie vorliegen. Fachkräfte, die mit Tieren und Menschen arbeiten, müssen einen sozialen Fachberuf ausüben und eine Weiterbildung im Bereich der tiergestützten Therapie oder tiergestützten Intervention bei einer durch die ESAAT oder ISAAT akkreditierten Institution absolviert haben. Tierhalter und Fachkräfte, die mit den Tieren arbeiten, sollten Kurse für den Sachkundenachweis belegt haben. Sie sollten Stress- und Unwohlsignale bei den Tieren erkennen können.

Die Auswahl der Tiere und der tiergestützte Einsatz sollten immer in Absprache mit dem gesamten Team, also mit allen Therapeut*innen und Tierpfleger*innen erfolgen und von allen mitgetragen werden. Bei krankheitsbedingten Ausfällen oder sonstigen kurzfristigen Personalengpässen sollte die Arbeit innerhalb der Institution so konzipiert sein, dass sie auch dann noch fortgeführt werden kann. Das heißt, dass auch in diesen Zeiten die Betreuung der Tiere und Patient*innen sichergestellt werden kann. Besonders wichtig für die Planung ist die Arbeitsaufteilung und die Klärung der Zuständigkeiten.

Die Versorgung der Tiere ist ein Fulltime-Job.

Für der Versorgung der Tiere sollten mindestens zwei Personen voll zuständig sein, die sich im Notfall gegenseitig vertreten können und die Versorgung der Tiere durchgehend sicherstellen. Zu berücksichtigen ist hierbei insbesondere, dass die Tiere auch an Wochenenden und Feiertagen versorgt werden müssen. Darin unterscheidet sich die tiergestützte Therapie auch maßgeblich von anderen Fachtherapien und therapeutischen Interventionen im Allgemeinen. Fachbereiche wie Physiotherapie oder Ergotherapie verfügen zwar ebenfalls über ein breites Spektrum an Materialien und Maschinen, die teilweise mit einem hohen Anschaffungs-, Wartungs- und Reinigungsaufwand verbunden sind, jedoch erfordern diese kein

arbeitendes Personal an Wochenenden oder Feiertagen. Das heißt, der zusätzliche Aufwand und die vorhandenen Ressourcen müssen gut abgewogen werden.
In den UPK Basel sind zwei Personen für die Versorgung der Tiere an Wochenenden und Feiertagen angestellt. Sie vertreten sich auch gegenseitig bei Krankheitsausfällen. Ein Teammitglied hat außerdem Bereitschaftsdienst, falls ein Notfall (z. B. Verschlechterung des Zustandes eines Tieres, Hornabbruch bei einer Ziege, Geburt eines Tieres, Legenot bei einem Huhn etc.) eintreten sollte. Dadurch wird das Team entlastet und hat unter der Woche mehr Zeit für die Arbeit mit den Patient*innen in den tiergestützten Interventionen.
Flucht- und Abwehrreaktionen der Tiere müssen berücksichtigt werden. Bei den Patient*innen können dadurch Kontrollverlust, Gewalt und Hilflosigkeit ausgelöst werden, was vor allem bei der Behandlung von Akutpatient*innen und von Patient*innen mit Traumafolgestörungen bedacht werden sollte. Werden die Interventionen sorgfältig geplant und die Tiere gut ausgewählt, sind die Risiken minimal. Dennoch sollten die Restrisiken mit Patient*innen vor der Begegnung mit dem Tier besprochen werden. Gutes Schuhwerk und entsprechende Kleidung sind unerlässlich, da das Tier jederzeit auf die Zehen treten oder die Kleidung beknabbern kann.
Eine Einführungsbroschüre über die Tierart und deren medizinische Versorgung sowie Aufgabenlisten können sehr hilfreich sein. Eine Auflistung der möglichen Interventionen für das einzelne Tier oder die Tierart trägt dazu bei, einen Überblick zu behalten. Sie finden Übersichten zu den Eingenschaften von Hühnern, Kaninchen, Katzen, Meerschweinchen, Schafen und Ziegen und den tierspezifischen Interventionsmöglichkeiten auch im Downloadbereich des Buches.

Tierschutz

Beim Einsatz tiergestützter Interventionen sind die nationalen Tierschutzgesetze zur Haltung und Beförderung von Tieren zu beachten und strikt einzuhalten. Mehr noch, die Haltungsbedingungen von Tieren, welche in tiergestützten Interventionen eingesetzt werden, sollten über die gesetzlichen Mindestanforderungen hinausgehen, um dem Tier mehr Freiraum einzuräumen und damit sein Wohlbefinden zu stärken.
Jeder Betrieb in Deutschland, der gewerblich mit Tieren arbeiten möchte, benötigt eine Genehmigung des zuständigen Veterinäramtes. Um die Qualität der tiergestützten Interventionen langfristig auf einem hohen Niveau zu halten, wäre ein

verpflichtender Nachweis der tierartspezifischen Sachkunde für alle Personen, die tiergestützt arbeiten möchten, wichtig (deutsches TierSchG §11; TVT 2021).
In der Schweiz erfolgt die Registrierung von gewerblichen Betrieben über das Amt für Landwirtschaft, die Registrierung von nicht gewerblichen Betrieben über das Veterinäramt. Betriebe und Personen, die Klauentiere halten, müssen bei der Tierverkehrsdatenback (TVD) registriert sein. Geflügel (weniger als 250 Tiere) und Bienen müssen beim Veterinäramt gemeldet werden.
Seit 2020 müssen Tierhaltende in der Schweiz auch Schafe und Ziegen in der Tierverkehrsdatenbank (TVD) registrieren und erhalten eine TVD-Nummer. Alle Schafe und Ziegen tragen zwei Ohrmarken, eine davon ist eine TVD-Ohrmarke, die andere mit einem Mikrochip versehen. Für jedes Verstellen von Schafen und Ziegen braucht es ein Begleitdokument. Das Tier muss aus der TVD-Liste ausgetragen und im neuen Betrieb aufgenommen werden.
Die UPK-Basel setzen sich für eine tier- und artgerechte Haltung ein und orientieren sich an den Empfehlungen des Schweizerischen Tierschutzes sowie an den Richtlinien der IAHAIO (International Association of Human-Animal Interaction Organizations).
Die Tierärztliche Vereinigung für Tierschutz e. V. in Deutschland hat Merkblätter für Tiere im sozialen Einsatz erarbeitet, die sich auf Tierschutzgesetze und allgemeine Grundsätze stützen. Empfohlen wird, sich mit den Merkblättern auseinanderzusetzen, sich umfassende Kenntnisse über die eingesetzte Tierart anzueignen und eine entsprechende Weiterbildung in Sachkunde zu absolvieren. Diese Merkblätter sind hilfreich, um die Belastungen von Tieren bei den sozialen Einsätzen zu minimieren und eine Überforderung zu verhindern.
Die Stiftung für das Tier im Recht (TIR) setzt sich mit Projekten dafür ein, die Beziehung zwischen Tier und Mensch in Recht, Ethik und Gesellschaft zu verbessern. In Aus- und Weiterbildungskursen wird das dazu notwendige Basis- und Detailwissen für den korrekten und verantwortungsvollen Umgang mit Tieren vermittelt.

Richt- und Leitlinien für tiergestützte Interventionen

Diese Punkte sollten bei der Qualitätssicherung abgearbeitet werden:

- Gibt es ein Konzept zur Zielsetzung der tiergestützten Interventionen, die Planung und methodische Durchführung, Hygieneplan, Tierschutz, Begegnungszone etc. einschließt?
- Sind ausreichend Ressourcen vorhanden (Einsatzplan, Budget, Versorgung der Tiere auch am Wochenende und an Feiertagen)?

- Wird der Tierbestand dokumentiert (Zahl, Ereignisse, Gesundheit, Prophylaxe, Medizin)?
- Wer pflegt die Tierverkehrsdatenbank (TVD) und das Agate-Portal (Registrieren von Tieren wie Schafe, Ziegen, Hühner); in der Schweiz über https://www.identitas.ch/produkte/tvd)
- Kümmert sich jemand um die Versicherungsnachweise?
- Erfolgt der Einsatz tiergerecht und bekommen die Tiere ausreichend Gelegenheit zum Ausgleich?
- Werden die Tiere artgerecht gehalten (Räumlichkeit, Auslauf)?
- Wie sind die Sicherheits- und Hygienemaßnahmen?
- Sind die Tiere gesund? Gibt es eine tierärztliche Betreuung mit Prophylaxe wie z. B. Entwurmung, Impfung sowie regelmäßigem Gesundheitscheck?

Quellen:

Richtlinien IAHAIO

Leitfaden Qualitätsentwicklung ISAAT

Richtlinien des Schweizerischen Tierschutzes, STS-Merkblätter

Merkblätter Tiere im sozialen Einsatz

Finanzierung

Zu klären ist, ob die Tiere der Institution gehören und diese für sämtliche Kosten einschließlich der Versicherung aufkommt oder ob die Tiere in Privatbesitz sind und für die Benutzung der Räumlichkeiten eine Miete zu entrichten ist. Im Weiteren sollte geklärt werden, wer für Spielmaterial, zusätzliche Beschaffungen von Material und Werkzeugen sowie eventuelle Reparaturen aufkommt. Eine Budgetaufstellung für die laufenden Kosten und die zu besorgenden Materialien sollte vorhanden sein. Zudem sollte im Voraus die Freistellung für Fortbildungen und Kongresse geklärt und die Kosten in die Budgetaufstellung aufgenommen werden.

Hygienemaßnahmen

Ein Hygienekonzept sollte in schriftlicher Form erstellt werden oder vorhanden sein. Die Bedingungen variieren je nach Institut und gehaltenen Tieren. Alle Hygienemaßnahmen der jeweiligen Institution sollten darin enthalten sein. Alle Mitarbeitenden, die in der tiergestützten Therapie oder mit den Tieren arbeiten, sollten das Hygienekonzept kennen.
Krankheiten, die vom Tier auf den Menschen und umgekehrt übertragen werden, werden als Anthropozoonosen bezeichnet. Sie werden durch Mikroorganismen oder Parasiten hervorgerufen. Zu den Mikroorganismen zählen Hautpilze, Bakterien und Viren und zu den Parasiten Einzeller, Spul- und Bandwürmer sowie Ektoparasiten wie Milben, Läuse und Flöhe. Durch umsichtige Haltung und Pflege der Tiere, regelmäßige Gesundheits-Checks und Parasitenkontrollen sowie einfache Maßnahmen beim Menschen kann das Ansteckungsrisiko geringgehalten werden. Einfache Maßnahmen wie das Händewaschen vor und nach dem Kontakt mit dem Tier und nach Beendigung der Therapie sowie das Tragen einer Maske bei Erkältung helfen bereits sehr. Kranke Tiere werden nicht eingesetzt.
Das Institut Schwarzkopf hat verschiedene Broschüren zu Hygienemaßnahmen erstellt, die heruntergeladen werden können. Zu empfehlen ist: *Tiere in Einrichtungen des Gesundheitsdienstes und der Pädagogik*. Es ist ein Leitfaden für die Planung von Settings und die Risikobewertung in Bezug auf Infektionen, Unfälle, Allergien sowie Anforderungen der Hygiene mit Informationen zu Rechtsgrundlagen und einem Musterhygieneplan.

Tierhaltung

Jede einzelne Institution wird für sich prüfen müssen, in welchem Umfang Tiere gehalten werden können. Bedacht werden sollten die baulichen und räumlichen Gegebenheiten sowie die Ansprüche der Haltung entsprechend der Tierschutzverordnung. Es sind verschiedene Faktoren, die berücksichtigt werden müssen: spezifische Bedürfnisse der Tierart und deren Verhaltensweisen, Domestikationsgrad und Alter der Tiere. Ausschlaggebend sind zudem die Ansprüche und Erfahrungen der Institution und ihres Personals sowie die hygienischen Voraussetzungen und die Möglichkeiten der Klientel. Vielleicht wünscht sich die Institution auch ein Mensch-Tier-Begegnungshaus.
In den UPK Basel besteht das Tierhaus aus mehreren offenen Boxen und zwei Quarantäneräumen für alle Tiere, die in der tiergestützten Intervention eingesetzt werden. Zudem beinhaltet es eine Futterküche, Heu-, Material- und Lagerraum,

zwei Garderoben für Patient*innen, eine Toilette und einen Informationsraum, der als Rückzugsort und auch für Pausen oder Gespräche genutzt werden kann.
Die hellen Boxen der Tiere erfüllen alle Kriterien, die erforderlich sind, um gesunde und ausgeglichene Tiere halten zu können. Eine gute Isolierung trägt dazu bei, dass die Raumtemperatur im Sommer wie im Winter gleichbleibt. Die Boxen können je nach Tierbestand mobil vergrößert werden. Geachtet wurde auf Rückzugsmöglichkeiten mit Liegebrettern und mobile Raumtrenner als Sichtschutz, damit sich die Tiere bei Gruppenhaltung gegenseitig aus dem Weg gehen können.
Dass ein Kaninchen weniger Platz benötigt als eine Ziege, scheint einleuchtend. Dennoch ist auch bei Kleintieren auf eine großzügige Unterbringung zu achten. Die tägliche Geräuschbelastung, Ruheorte und Rückzugsmöglichkeiten sind zu berücksichtigen. Sämtliche Mindestmaße sind in der Tierschutzverordnung geregelt und können online auf den nationalen Webseiten des Bundesamtes für Lebensmittelsicherheit und Veterinärwesen und des Bundesministeriums für Ernährung und Landwirtschaft eingesehen werden. Bedacht werden sollte, dass diese Angaben auf das gesetzlich vorgeschriebene Minimum reduziert sind und es sich keinesfalls um optimale Tierhaltung handelt. Strafbar macht sich jeder, der die gesetzlichen Minimalvorschriften unterschreitet. Des Weiteren wird dies dem Tierwohl nicht ausreichend gerecht.
Über jegliche Tierarten hat der schweizerische Tierschutz STS Fachinformationen auf Merkblättern zur Gehege- und Freilandhaltung sowie zu Verhalten, Anatomie, Futterempfehlung zusammengestellt. Empfehlenswert ist beispielsweise die Webseite ProSpecieRara der Schweizerischen Stiftung für die kulturhistorische und genetische Vielfalt von Pflanzen und Tieren (https://www.prospecierara.ch/tiere.html).

www.tierschutz.com

Weidemanagement

Ob Klein- oder Nutztiere – der Auslauf der Tiere und das Pflegen der Weide sind wichtige Maßnahmen, um die Tiere gesund zu halten und wenig Entwurmungsmittel einsetzen zu müssen. Dabei spielt das Weidemanagement eine wichtige Rolle. Wenn immer möglich, sollten auf den Parzellen Weide- und Schnittnutzung kombiniert werden, damit der Entwicklungszyklus der Parasiten unterbrochen wird. Die Tiere dürfen die Weiden nicht zu tief abgrasen, da sich die infektiösen Larven häufig im unteren Bereich der Pflanzen ansiedeln, zudem sollte die Grasnarbe nicht beschädigt werden. Die Kontamination der Weide ist zu beachten, Wechselweiden sind zur Verfügung zu stellen.

Die bedeutendste Parasitenart bei den Schafen und Ziegen sind die Magen-Darm-Strongyliden (MDS). Die Prävention durch ein geeignetes Weidemanagement unter Beachtung der Entwicklungszyklen von MDS sollte auf der Stärkung der natürlichen Abwehrkräfte durch gutes Tiermanagement und erst nachrangig auf der Behandlung mit Tierarzneimitteln beruhen. Eine selektive Entwurmung mit einer gezielten Beprobung (McMaster-Verfahren) kann ebenfalls sinnvoll sein. Nach Analyse der Kotproben wird entschieden, welche Tiere entwurmt werden müssen und mit welchem Präparat.
Um das Einschleppen von Würmern und Krankheiten in den Betrieb zu verhindern, sollte jedes neue Tier (auch Kleintiere) vor dem Einbringen in den Bestand oder die Gruppe unter Quarantäne gestellt und auf seinen Gesundheitszustand (inkl. Ektoparasiten) untersucht werden (Wirksamkeitskontrolle).

Stress- und Vetosignale der Tiere erkennen

Bereits im Kapitel »Beobachtete Effekte bei den Tieren« wurde auf die subtilen physiologischen Reaktionen hingewiesen, welche im Umgang mit den Tieren erkannt und korrekt gedeutet werden müssen. Eine Pilotstudie über therapeutisch eingesetzte Pferde (Naber u. a. 2023) zeigt, dass Pferde lernen können, ihren eigenen Stress zu kommunizieren. Nach mehrmonatigem Training setzten die Pferde das Schnauben als Veto- und Kooperationssignal ein. Die Therapeut*innen konnten darauf entsprechend reagieren und die Tiere waren danach deutlich entspannter. Eine Katze zeigt ihr Stresssignal frühzeitig mit dem Schwanzschlagen an, starrt oder läuft weg. Andere Kleintiere wie Kaninchen und Meerschweinchen ziehen sich in einen Unterschlupf zurück. Ein Schaf oder eine Ziege kann mit einer leichten Bewegung des Kopfes anzeigen, dass eine bestimmte Berührung nicht gewünscht ist. Alternativ wendet sich das Tier ab oder bleibt auf Distanz. Hat das Tier verstanden, dass sein Signal respektiert wird, wird es öfter sein Veto einlegen und versuchen, mit dem Menschen zu kommunizieren.
Findet die Kontaktaufnahme in der freien Begegnung statt, kann das Tier wählen, ob es mitmachen möchte oder nicht. Werden die Tiere fest eingeplant, sollten die Einsätze limitiert sein. Mehr als einige wenige Einsätze pro Woche sind nicht zu empfehlen. Zu viele Einsätze führen zu einer Überlastung, die wiederum führt zu Stress und das erhöht die Krankheitsanfälligkeit des Tieres. Stress und Aufregung erhöhen auch das Unfallrisiko – sowohl auf tierischer als auch auf menschlicher Seite.
Jede Person, die einen tiergestützten Einsatz durchführt, muss in der Lage sein, Stress- und Vetosignale bei seinem Tier zu erkennen, es sofort zu entlasten und aus der Situation zu führen. Auf das Wohl des Tieres ist während des Einsatzes

kontinuierlich zu achten. Tiergestützte Interventionen können erfolgreich durchgeführt werden, wenn Tier und Mensch gelassen sind. Wird das Tier als gleichwertiger Partner betrachtet, entsteht ein harmonisches Miteinander und es besteht nicht die Gefahr der Ausbeutung.

Wohlfahrt und Mutschler (2017) halten fest, dass sich eine positive Wirkung eines Tieres nur dann einstellt, wenn eine konstante, partnerschaftliche und intensive Beziehung zwischen Tier und Bezugsperson vorliegt und diese für Klienten erfahrbar wird.

Schlussfolgerung und Ausblick

Tiere begleiten den Menschen bereits seit Jahrtausenden. Mit der sozialen und kulturellen Entwicklung der Menschen hat sich auch das Verhältnis zu den Tieren verändert. Schafe, Ziegen, Kaninchen und Hühner werden nicht mehr nur als reine Fleisch- und Felllieferanten betrachtet, sondern haben sich als Freunde, Katzen und Hunde sogar als Familienmitglieder in die Herzen der Menschen geschlichen. Im Verhalten der Tiere erkennen Menschen oftmals neue Wege, ihr eigenes Leben zu verändern oder auch zu akzeptieren.

Mit diesem Buch wollten wir einem interessierten Publikum einen umfassenden Einblick in die therapeutische Arbeit mit Tieren ermöglichen. Insbesondere soll es auch Fachpersonal helfen, im psychiatrischen Umfeld mit Bauernhoftieren tiergestützte Angebote für unterschiedliche Klientel aufzubauen. Im vorliegenden Buch findet sich eine Zusammenstellung aktueller Erfahrungen und Wissensgrundlagen. Unsere Absicht ist es, damit eine motivierende Arbeitsgrundlage für die Überarbeitung und Weiterentwicklung eigener Konzepte und Arbeitsanleitungen zur Verfügung zu stellen.

Trotz einiger vielversprechender wissenschaftlicher Untersuchungen schafft die Wissenschaft bis heute keine klare Befundlage zu Wirkweisen und Effekten der tiergestützten Therapie. Bei der therapeutischen Arbeit mit Tieren handelt es sich um komplexe Interventionen, die in einem dynamischen Gefüge zwischen Fachpersonen, Klienten und Tieren stattfinden. Dieser vielschichtige Prozess beinhaltet verschiedene Wechselwirkungen, die in bisherigen wissenschaftlichen Arbeiten nur unzureichend untersucht wurden. Uns war es deshalb ein Anliegen, die Evidenzlage durch detaillierte Schilderungen aus der Praxis zu ergänzen und damit einen Einblick in die zahlreichen positiven Erfahrungen, aber auch Herausforderungen in der Arbeit mit den verschiedenen Tierarten zu ermöglichen.

Unsere Ausführungen umfassen sowohl tiergestützte Gruppenaktivitäten als auch Einzeltherapien. Die Vielfalt der tiergestützten Interventionsmöglichkeiten und Behandlungsaufträge ist beindruckend und erfordert ein hohes Maß an Flexibilität. Durch die Anwesenheit des Tieres werden positive Bedingungen der therapeutischen Beziehung wie Vertrauen, Empathie und Wertschätzung unterstützt. Die positiven wie auch möglichen negativen Veränderungen der psychischen Befindlichkeit bleiben herausfordernd und sollten vom therapeutischen Fachpersonal sorgfältig erfasst und in den Behandlungsprozess integriert werden. Die Tiere, mit denen wir in der Therapie arbeiten, verfügen über eine sichere,

vertrauensvolle Bindung zu uns als Bezugsperson und innerhalb der Tiergruppe. Die gezielt ausgewählten Tiere sind mehrheitlich in der UPK geboren und durch Artgenossen und Menschen positiv geprägt und sozialisiert worden.
Mit diesem Buch wollen wir auch wichtige Denkanstösse geben und verdeutlichen, dass Fachwissen in der Arbeit mit Tieren unabdingbar ist, weil die Arbeit mit Tieren auch negative Aspekte für Mensch und Tier mit sich bringen kann. Das Tier wie auch der*die Patient*in müssen sich einlassen können und ein gewisses Maß an Motivation mitbringen, während die therapeutische Fachkraft über das nötige Fachwissen, emotionale Kompetenz und Empathie verfügen muss, um das passende Setting wählen und potenzielle Effekte auch erzielen zu können.
In diesem Zusammenhang haben wir ebenfalls vom One-Health-Gedanken berichtet, welcher in Forschung und Praxis noch unzureichend berücksichtigt und untersucht wird. Noch immer steht oftmals der Erfolg der Therapie im Vordergrund und die Aufmerksamkeit für das Wohlbefinden der Tiere folgt erst an zweiter Stelle. Das Bewusstsein für die Optimierung des ganzen Ökosystems gilt es zukünftig noch weiter zu stärken.
Letztlich streben wir nicht an, die tiergestützte Therapie als eigenständiges Berufsfeld zu etablieren. Vielmehr geht es darum, Tiere als gleichwertigen Kooperationspartner in bestehende Interventionen einzubeziehen und dies in den Konzepten gezielt zu berücksichtigen.

Weiterführende Informationen

Videos zu Tiergestützten Interventionen

Patientenfilme UPK Basel
https://www.upk.ch/ueber-uns/video-ton/patientenfilme

Wenn Meersäuli der Seele helfen, Telebasel, 2019
https://www.facebook.com/watch/?v=653638468438303

Publikumsvortrag: Tiere als Brücke zur Heilung, UPK Basel, 2021
https://www.youtube.com/watch?v=Vyb054-SOpo

Tiere in der Therapie: Wenn Tiere Menschen helfen, Radio SRF, 2023
https://www.srf.ch/audio/treffpunkt/tiere-in-der-therapie-wenn-tiere-den-menschen-helfen?id=12468540

Tiergestützte Therapie im REHAB Basel, Telebasel Diagnose, 2023
https://www.youtube.com/watch?v=sQIVhsUcUNw

Therapie mit Tieren – Puls SRF, 2023
https://www.youtube.com/watch?v=Tc4-yF5-fIU

Wie Tiere uns beim Heilen helfen können, Podcast Blick 2024
https://www.blick.ch/life/wissen/podcast/vierbeiner-als-psychologen-wie-tiere-uns-beim-heilen-helfen-koennen-id20299016.html?trk=feed_main-feed-card_feed-article-content

Tiergestützte Therapie in den UPK Basel, Youtube 2025
https://youtu.be/VLntamOamco?si=SeaVnTSNuCL2wqcW

Doku: Gefangen in der Online-Sucht: Finden Remo und Dominik dank einer Therapie den Ausweg?, Youtube 2025
https://www.youtube.com/watch?v=ficl5mR3Tc4

Institutionen und Informationssysteme in der Schweiz und in Deutschland

Schweiz

Bundesamt für Lebensmittelsicherheit und Veterinärwesen (BLV)
https://www.blv.admin.ch/blv/de/home/tiere/tierschutz/heim-und-wildtier haltung.html

Gesellschaft für Tiergestützte Therapie und Aktivitäten
https://gtta.ch/

I.E.T, Institut für angewandte Ethologie und Tierpsychologie
http://turner-iet.ch/de/

IEMT, Institut für Interdisziplinäre Erforschung der Mensch-Tier-Beziehung
https://www.iemt.ch/

Verein Therapiehunde Schweiz
https://www.therapiehunde.ch/

Verband und Interessengemeinschaft der Ethologen und Tierpsychologen mit Ausbildung
https://www.vieta.ch/

Verein zur Förderung der Mensch-Tier-Beziehung im Heim
http://www.tiere-im-heim.ch/Fachstelle/

Schweizer Tierschutz STS
https://tierschutz.com/

Stiftung für das Tier im Recht
https://www.tierimrecht.org/de/recht/?gad_source=1&gclid=CjwKCAiA9bq6BhAKEiwAH6bq0BYm58l9GmRot20SYj3yl-0TKZUhJ2LI0360x8RzlMRCIqlrysToURoCZQ4QAvD_BwE

Deutschland

Herkunftssicherungs- und Informationssysteme für Tiere
https://www.hi-tier.de/

Infoportal im Bereich tiergestützte Therapie/Pädagogik im deutschsprachigen Raum
http://www.tiergestützte-therapie.de/

Institut für soziales Lernen mit Tieren
https://lernen-mit-tieren.de/

Merkblätter zur Haltung von Tieren im sozialen Einsatz
Tierärztliche Vereinigung für Tierschutz e.V. (TVT)
https://www.tierschutz-tvt.de/

Stiftung Bündnis Mensch und Tier
https://www.buendnis-mensch-und-tier.de/

Tiere helfen
https://www.tiere-helfen.eu/

Herkunftssicherungs- und Informationssysteme für Tiere
https://www.hi-tier.de/

Internationale Fachjournale

Anthrozoös
Ein multidisziplinäres Journal über die Interaktionen zwischen Menschen und Tieren
https://www.tandfonline.com/toc/rfan20/current

Animal Welfare
Veröffentlicht die Ergebnisse von peer-reviewten wissenschaftlichen Forschungen, technischen Studien, Umfragen und Rezensionen zum Wohlergehen von gehaltenen Tieren (z.B. auf Bauernhöfen, in Laboren, Zoos und als Begleiter) und von Tieren in der Wildnis, deren Wohlergehen durch menschliche Aktivitäten gefährdet ist.
https://www.cambridge.org/core/journals/animal-welfare

Animals & Society Institute

Wissenschaftliche Artikel über Tiere und Gesellschaft
https://www.animalsandsociety.org/category/society-animals/

Applied Animal Behaviour Science

Eine internationale Zeitschrift, die über die Anwendung der Ethologie auf von Menschen gehaltene Tiere berichtet und relevante Informationen über das Verhalten von Haus- und Nutztieren veröffentlicht.
https://www.sciencedirect.com/journal/applied-animal-behaviour-science

Green Care

Die Fachzeitschrift berichtet fachübergreifend über die heilende und wohltuende Wirkung von Tieren, Pflanzen und Natur auf den Menschen. Es gibt viele Green Care Organisationen in Deutschland, Österreich und der Schweiz, die verschiedene Foren und internationale Veranstaltungen anbieten.
https://www.haup.ac.at/wp-content/uploads/2024/06/Green-Care-Jahrgang-11-Heft2.pdf

HAI Bulletin

»Human-Animal Interactions« ist eine interdisziplinäre Open-Access-Zeitschrift, die sich der Verbreitung von Forschungsergebnissen aus allen Bereichen widmet, die mit Interaktionen zwischen Tieren und Menschen zusammenhängen.
https://www.human-animal-interaction.org/human-animal-interaction-bulletin/

PAIJ

»People and Animals: The International Journal of Research and Practice« (PAIJ) ist die offizielle, peer-reviewed Open-Access-Publikation der International Association of Human-Animal Interaction Organizations (IAHAIO, www.iahaio.org). PAIJ veröffentlicht Artikel mit Bezug zu Forschung und Praxis in den Bereichen tiergestützte Interventionen und Mensch-Tier-Interaktionen, wenn es um das Wohlergehen von Mensch und Tier geht.
https://docs.lib.purdue.edu/paij/

tiergestützte

Die Fachzeitschrift »tiergestützte« beschäftigt sich mit tiergestützten Interventionen im Bereich Therapie, Pädagogik und Fördermaßnahmen.
https://lernen-mit-tieren.de/tiergestuetzte-zeitschrift/

Quellen

AMAT, M., CAMPS, T., & MANTECA, X. (2016). Stress in owned cats: behavioural changes and welfare implications. Journal of Feline Medicine and Surgery, 18(8), 577–586. https://doi.org/10.1177/1098612X15590867

ARNOLD, A., & REIBETANZ, R. (2008). Alles für das Schaf. Handbuch für die artgerechte Haltung. Pala-Verlag.

ARNSKÖTTER, W., MARCAR, V. L., WOLF, M., HUND-GEORGIADIS, M., & HEDIGER, K. (2022). Animal presence modulates frontal brain activity of patients in a minimally conscious state: A pilot study. Neuropsychological Rehabilitation, 32(7), 1324–1336. https://doi.org/10.1080/09602011.2021.1886119

BANDURA, A. (1997). Self-efficacy: The exercise of control. W H Freeman.

BARKER, S. B., PANDURANGI, A. K., & BEST, A. M. (2003). Effects of animal-assisted therapy on patients' anxiety, fear, and depression before ECT. Journal of ECT, 19(1), 38–44. https://doi.org/10.1097/00124509-200303000-00008

BECK, L., & MADRESH, E. A. (2008). Romantic partners and four-legged friends: An extension of attachment theory to relationships with pets. Anthrozoos, 21(1), 43–56. https://doi.org/10.2752/089279308X274056

BEETZ, A., JULIUS, H., TURNER, D., & KOTRSCHAL, K. (2012). Effects of social support by a dog on stress modulation in male children with insecure attachment. Frontiers in Psychology, 3(SEP). https://doi.org/10.3389/fpsyg.2012.00352

BEETZ, A., & BALES, K. (2016). Affiliation in human-animal interaction. In: L. S. Freund, S. McCune, L. Esposito, N. R. Gee, & P. McCardle (Eds.), The social neuroscience of human-animal interaction (pp. 107–125). American Psychological Association. https://doi.org/10.1037/14856-007

BEKKALI, S., YOUSSEF, G. J., DONALDSON, P. H., ALBEIN-URIOS, N., HYDE, C., & ENTICOTT, P. G. (2021). Is the Putative Mirror Neuron System Associated with Empathy? A Systematic Review and Meta-Analysis. Neuropsychology Review, 31(1), 14–57. https://doi.org/10.1007/s11065-020-09452-6

BERT, F., GUALANO, M. R., CAMUSSI, E., PIEVE, G., VOGLINO, G., & SILIQUINI, R. (2016). Animal assisted intervention: A systematic review of benefits and risks. European journal of integrative medicine, 8(5), 695–706. https://doi.org/10.1016/j.eujim.2016.05.005

Bouchard, F., Landry, M., Belles-Isles, M., & Gagnon, J. (2004). A magical dream: a pilot project in animal-assisted therapy in pediatric oncology. Canadian Oncology Nursing Journal = Revue Canadienne de Nursing Oncologique, 14(1), 14–17. https://doi.org/10.5737/1181912x1411417

Bundesministerium der Justiz. Bundesamt für Justiz. Tierschutzgesetz § 11. https://www.gesetze-im-internet.de/tierschg/__11.html (10.02.2025)

BZ-Redaktion (2012, 27. Juni). Teil der Herde. Uniklinik setzt Schafe bei der Therapie von Depressionen ein. Badische Zeitung. URL: https://www.badische-zeitung.de/uniklinik-setzt-schafe-bei-der-therapie-von-depressionen-ein

Chalmers, D., & Dell, C. A. (2015). Applying One Health to the Study of Animal-Assisted Interventions. EcoHealth, 12(4), 560–562. https://doi.org/10.1007/s10393-015-1042-3

Charry-Sánchez, J. D., Pradilla, I., & Talero-Gutiérrez, C. (2018). Animal-assisted therapy in adults: A systematic review. Complementary Therapies in Clinical Practice, 32(June), 169–180. https://doi.org/10.1016/j.ctcp.2018.06.011

Cooke, B. J., & Farrington, D. P. (2016). The Effectiveness of Dog-Training Programs in Prison: A Systematic Review and Meta-Analysis of the Literature. Prison Journal, 96(6), 854–876. https://doi.org/10.1177/0032885516671919

Daly, B., & Morton, L. L. (2009). Empathic differences in adults as a function of childhood and adult pet ownership and pet type. Anthrozoos, 22(4), 371–382. https://doi.org/10.2752/089279309X12538695316383

De Santis, M., Contalbrigo, L., Borgi, M., Cirulli, F., Luzi, F., Redaelli, V., Stefani, A., Toson, M., Odore, R., Vercelli, C., Valle, E., & Farina, L. (2017). Equine assisted interventions (EAIs): Methodological considerations for stress assessment in horses. Veterinary Sciences, 4(3). https://doi.org/10.3390/vetsci4030044

DeLoache, J. S., Pickard, M. B., & LoBue, V. (2011). How very young children think about animals. How Animals Affect Us: Examining the Influences of Human–Animal Interaction on Child Development and Human Health., January, 85–99. https://doi.org/10.1037/12301-004

Di Pellegrino, G., Fadiga, L., Fogassi, L., Gallese, V., & Rizzolatti, G. (1992). Understanding motor events: a neurophysiological study. Experimental brain research, 91(1), 176–180. https://doi.org/10.1007/BF00230027

Fine, A. H. (2015). Handbook on Animal-Assisted Therapy (4th ed.). Academic Press.

Fouts, R. S., & Mills, S. T. (1997). Next of Kin: My Conversations with Chimpanzees, William Morrow. ISBN 0-688-14862-X

Frick-Tanner, E. & Tanner-Frick, R. (2016). Praxis der tiergestützten Psychotherapie. Hogrefe.

Gigantesco, A., & Giuliani, M. (2011). Quality of life in mental health services with a focus on psychiatric rehabilitation practice. Ann Ist Super Sanità, 47(4), 363–372. https://doi.org/10.4415/ANN

Glenk, L. M., & Foltin, S. (2021). Therapy dog welfare revisited: A review of the literature. Veterinary Sciences, 8(10), 1–18. https://doi.org/10.3390/vetsci8100226

Greiffenhagen, S., & Buck-Werner, O. N. (2012). Tiere als Therapie. Neue Wege in Erziehung und Heilung (3. Auflage). Kynos.

Grossmann, K. E., Grossmann, K. (2003). Bindung und menschliche Entwicklung. John Bowlby, Mary Alinsworth und die Grundlagen der Bindungstheorie. Klett-Cotta.

Gut, W., Crump, L., Zinsstag, J., Hattendorf, J., & Hediger, K. (2018). The effect of human interaction on guinea pig behavior in animal-assisted therapy. Journal of Veterinary Behavior, 25, 56–64. https://doi.org/10.1016/j.jveb.2018.02.004

Hall, C., Goodwin, D., Heleski, C., Randle, H., & Waran, N. (2008). Is there evidence of learned helplessness in horses? Journal of applied animal welfare science: JAAWS, 11(3), 249–266. https://doi.org/10.1080/10888700802101130

Halm, M. A. (2008). The Healing Power of the Human-Animal Connection. Am J Crit Care, 17(4), 373–376.

Handlin, L., Hydbring-Sandberg, E., Nilsson, A., Ejdebäck, M., Jansson, A., & Uvnäs-Moberg, K. (2011). Short-term interaction between dogs and their owners: Effects on oxytocin, cortisol, insulin and heart rate-an exploratory study. Anthrozoos, 24(3), 301–315. https://doi.org/10.2752/175303711X13045914865385

Hawkins, E. L., Hawkins, R. D., Dennis, M., Williams, J. M., & Lawrie, S. M. (2019). Animal-assisted therapy for schizophrenia and related disorders: A systematic review. Journal of Psychiatric Research, 115(May), 51–60. https://doi.org/10.1016/j.jpsychires.2019.05.013

Hediger, K., & Hund-Georgiadis, M. (2017). Animal-assisted therapy in the view of staff members before and after implementation in a rehabilitation clinic. Human-Animal Interaction Bulletin, 5(2), 61–73. https://doi.org/10.1079/hai.2017.0009

Hediger, K., Beetz, A., & Wohlfarth, R. (2019). Tiergestützte Verhaltenstherapie. Wissensstand und Theorien. https://doi.org/10.30820/9783837974409-II_429

Hediger, K., Thommen, S., Wagner, C., Gaab, J., & Hund-Georgiadis, M. (2019). Effects of animal-assisted therapy on social behaviour in patients with acquired brain injury: a randomised controlled trial. Scientific Reports, 9(1), 1 – 8. https://doi.org/10.1038/s41598-019-42280-0

Hediger, K., Wagner, J., Künzi, P., Haefeli, A., Theis, F., Grob, C., Pauli, E., & Gerger, H. (2021). Effectiveness of animal-assisted interventions for children and adults with post-traumatic stress disorder symptoms: a systematic review and meta-analysis. European Journal of Psychotraumatology, 12(1). https://doi.org/10.1080/20008198.2021.1879713

Hörsting, A. K. (2020). Tiergestützte Therapie aus systemischer Sicht. Familiendynamik. 45. 228 – 238. https://doi.org/10.21706/fd-45-3-228

Hu, M., Zhang, P., Leng, M., Li, C., & Chen, L. (2018). Animal-assisted intervention for individuals with cognitive impairment: A meta-analysis of randomized controlled trials and quasi-randomized controlled trials. Psychiatry Research, 260(May 2017), 418 – 427. https://doi.org/10.1016/j.psychres.2017.12.016

IAHAIO (2018). Whitepaper. Definitionen der IAHAIO für Tiergestützte Interventionen und Richtlinien für das Wohlbefinden der beteiligten Tiere. https://www.tiergestuetzte.org/fileadmin/Redaktion/Dokumente/IAHAIO_white_paper_2018_german_final.pdf (13.11.2023)

Julius, H., Beetz, A., & Niebergall, K. (2010, July). Breaking the transmission of insecure attachment relationships. Special session presented at the 12th International Conference On Human-Animal Interactions (IAHAIO), Stockholm, Sweden.

Julius, H., Beetz, A., Kotrschal, K. & Uvnäs-Moberg, K. (2014). Bindung zu Tieren. Psychologische und neurobiologische Grundlagen tiergestützter Interventionen. Hogrefe.

Kabat-Zinn, J. (2015). Im Alltag Ruhe finden. Droemer/Knaur.

Kaminski, M., Pellino, T., & Wish, J. (2002). Play and pets: The physical and emotional impact of child-life and pet therapy on hospitalized children. Children's Health Care, 31(4), 321 – 335. https://doi.org/10.1207/S15326888CHC3104_5

Kendrick, K. M., da Costa, A. P., Leigh, A. E., Hinton, M. R., & Peirce, J. W. (2001). Sheep don't forget a face. Nature, 414(6860), 165 – 166. https://doi.org/10.1038/35102669

Klimova, B., Toman, J., & Kuca, K. (2019). Effectiveness of the dog therapy for patients with dementia – A systematic review. BMC Psychiatry, 19(1), 1 – 7. https://doi.org/10.1186/s12888-019-2245-x

Knolle, F., Goncalves, R. P., & Jennifer Morton, A. (2017). Sheep recognize familiar and unfamiliar human faces from two-dimensional images. Royal Society Open Science, 4(11). https://doi.org/10.1098/rsos.171228

Kurdek, L. A. (2008). Pet dogs as attachment figures. Journal of Social and Personal Relationships, 25(2), 247 – 266. https://doi.org/10.1177/0265407507087958

Lambert, M. J., & Kleinstäuber, M. (2016). Wenn sich Menschen ändern –Veränderungsprozesse in der Psychotherapie und ihre Beziehung zu spezifischen Therapietechniken und allgemeinen Wirkfaktoren. Verhaltenstherapie, 26(1), 32 – 39. https://doi.org/10.1159/000442372

Lamm, C., & Majdandžić, J. (2015). The role of shared neural activations, mirror neurons, and morality in empathy – A critical comment. Neuroscience Research, 90, 15 – 24. https://doi.org/10.1016/j.neures.2014.10.008

Leigh, E., Hinton, M. R., & Peirce, J. W. (2001). Sheep Recognize Faces. 414(November), 165 – 166.

López-Cepero, J. (2020). Current status of animal-assisted interventions in scientific literature: A critical comment on their internal validity. Animals, 10(6), 1 – 12. https://doi.org/10.3390/ani10060985

Loucks, J., Reise, B., Gahite, R., & Fleming, S. (2023). Animate monitoring is not uniform: Implications for the animate monitoring hypothesis. Frontiers in Psychology, 14(April), 1 – 11. https://doi.org/10.3389/fpsyg.2023.1146248

Mandrá, P. P., da Freiria Moretti, T. C., Avezum, L. A., & Kuroishi, R. C. S. (2019). Animal assisted therapy: Systematic review of literature. Codas, 31(3), 1 – 13. https://doi.org/10.1590/2317-1782/20182018243

Marti, R., Petignat, M., Marcar, V. L., Hattendorf, J., Wolf, M., Hund-Georgiadis, M., & Hediger, K. (2022). Effects of contact with a dog on prefrontal brain activity: A controlled trial. PLoS ONE, 17(10 October), 1 – 19. https://doi.org/10.1371/journal.pone.0274833

Menna, L. F., Santaniello, A., Todisco, M., Amato, A., Borrelli, L., Scandurra, C., & Fioretti, A. (2019). The human-animal relationship as the focus of animal-assisted interventions: A one health approach. International Journal of Environmental Research and Public Health, 16(19), 1 – 10. https://doi.org/10.3390/ijerph16193660

Montague, M. J., Li, G., Golfi, B., Khan, R., Aken, B. L., Searle, S. M. J., Minx, P., Hillier, L. D. W., Koboldt, D. C., Davis, B. W., Driscoll, C. A., Barr, C. S., Blackistone, K., Quilez, J., Lorente-Galdos, B., Marques-Bonet, T., Alkan, C., Thomas, G. W. C., Hahn, M. W., … Warren, W. C. (2014). Comparative analysis of the domestic cat genome reveals genetic signatures underlying feline biology and domestication. Proceedings of the National Academy of Sciences of the United States of America, 111(48), 17230 – 17235. https://doi.org/10.1073/pnas.1410083111

MUKAMEL, R., EKSTROM, A. D., KAPLAN, J., IACOBONI, M., & FRIED, I. (2010). Single-Neuron Responses in Humans during Execution and Observation of Actions. Current Biology, 20(8), 750–756. https://doi.org/10.1016/j.cub.2010.02.045

NABER, A., VÖLK, M., HEDIGER, K., & ZINK, R. (2023). Can equine communication via audible exhales improve the welfare of therapy horses? A pilot practice project. Human-Animal Interactions, July, 1–7. https://doi.org/10.1079/hai.2023.0039

NAGASAWA, M., MITSUI, S., EN, S., OHTANI, N., OHTA, M., SAKUMA, Y., ONAKA, T., MOGI, K., & KIKUSUI, T. (2015). Corrected 12 June 2015; see full text. Science, 348(6232), 333–336.

NEW, J., COSMIDES, L., & TOOBY, J. (2007). Category-specific attention for animals reflects ancestral priorities, not expertise. Proceedings of the National Academy of Sciences of the United States of America, 104(42), 16598–16603. https://doi.org/10.1073/pnas.0703913104

NIMER, J., & LUNDAHL, B. (2007). Animal-assisted therapy: A meta-analysis. Anthrozoos, 20(3), 225–238. https://doi.org/10.2752/089279307X224773

O'HAIRE, M. E. (2013). Animal-assisted intervention for autism spectrum disorder: A systematic literature review. Journal of Autism and Developmental Disorders, 43(7), 1606–1622. https://doi.org/10.1007/s10803-012-1707-5

OLBRICH, E. & OTTERSTEDT, C. (HG.) (2003). Menschen brauchen Tiere. Grundlagen und Praxis der tiergestützten Pädagogik und Therapie. Kosmos.

OLFF, M., FRIJLING, J. L., KUBZANSKY, L. D., BRADLEY, B., ELLENBOGEN, M. A., CARDOSO, C., BARTZ, J. A., YEE, J. R., & VAN ZUIDEN, M. (2013). The role of oxytocin in social bonding, stress regulation and mental health: An update on the moderating effects of context and interindividual differences. Psychoneuroendocrinology, 38(9), 1883–1894. https://doi.org/10.1016/j.psyneuen.2013.06.019

OPGEN-RHEIN, C., KLÄSCHEN, M,. & DETTLING, M. (2011). Pferdegestützte Therapie bei psychischen Erkrankungen. Schattauer.

OTTERSTEDT, C. (2012). Laudatio zu Ehren von Herrn Prof. Dr. Erhard Olbrich im Rahmen der Tagung »Tiergestützte Intervention im Fokus der Wissenschaften« an der Technischen Universität Dresden.

OTTERSTEDT, C. (2015). Mensch und Tier im Dialog. Kosmos.

OTTERSTEDT, C. (2017). Tiergestützte Interventionen. Methoden und tiergerechter Einsatz in Therapie Pädagogik und Förderung. Schattauer.

Pinillos, R. G., Appleby, M. C., Manteca, X., Scott-Park, F., Smith, C., & Velarde, A. (2016). One Welfare–a platform for improving human and animal welfare. The Veterinary record, 179(16), 412–413. https://doi.org/10.1136/vr.i5470

Pirrone, F. (2017). Animal assisted intervention (AAI) for children in either research, practice or policy from a One Health perspective. Editorial. Annali dell'Istituto superiore di sanita, 53(4), 273–274. https://doi.org/10.4415/ANN_17_04_01

ProSpecieRara (o. D.). Schafe halten und züchten. https://www.prospecierara.ch/de/tiere/tiergattungen/schafe/schafe-halten-und-zuechten.html

Rieger, G., & Turner, D. C. (1999). How depressive moods affect the behavior of singly living persons toward their cats. Anthrozoos, 12(4), 224–233. https://doi.org/10.2752/089279399787000066

Rodriguez, K. E., Green, F. L. L., Binfet, J.-T., Townsend, L., & Gee, N. R. (2023). Complexities and considerations in conducting animal-assisted intervention research: A discussion of randomized controlled trials. Human-Animal Interactions, March. https://doi.org/10.1079/hai.2023.0004

Rogers, S., & Bell, C. (2022). Perceptions of Fear and Anxiety in Horses as Reported in Interviews with Equine Behaviourists. Animals, 12(21), 1–16. https://doi.org/10.3390/ani12212904

Rossetti, J., Defabiis, S. & Belpedio, C. (2008). Behavioral health staff's perceptions of pet-assisted therapy: an exploratory study. Journal of psychosocial nursing and mental health services, 46(9), 28–33.

Rund ums Schaf (o. D.). Die Schafe kommen. Schafhaltung in Österreich. Verdauungssystem. https://www.rund-ums-schaf.at/futter/verdauungssystem/

Santaniello, A., Dicé, F., Carratú, R. C., Amato, A., Fioretti, A., & Menna, L. F. (2020). Methodological and terminological issues in animal-assisted interventions: An umbrella review of systematic reviews. Animals, 10(5), 759. https://doi.org/10.3390/ani10050759

Scandurra, C., Santaniello, A., Cristiano, S., Mezza, F., Garzillo, S., Pizzo, R., Menna, L. F., & Bochicchio, V. (2021). An animal-assisted education intervention with dogs to promote emotion comprehension in primary school children – the federico ll model of healthcare zooanthropology. Animals, 11(6), 1504. https://doi.org/10.3390/ani11061504

Schneider, M. S., & Harley, L. P. (2006). How dogs influence the evaluation of psychotherapists. Anthrozoos, 19(2), 128–142. https://doi.org/10.2752/089279306785593784

Schoepfer, P. (1999). Freude mit Zwergziegen. Fachbuch mit unterhaltsamen Geschichten. Zofinger Tagblatt.

Schöll, C. (2015). Tiergestützte Pädagogik und Therapie: Betrachtung unter bindungstheoretischen Gesichtspunkten. Diplomica Verlag.

Schramm, E., Hediger, K., & Lang, U. E. (2015). From animal behavior to human health an animal-assisted mindfulness intervention for recurrent depression. Zeitschrift für Psychologie, 223(3), 192 – 200. https://doi.org/10.1027/2151-2604/a000220

Schweizer Tierschutz STS. https://tierschutz.com/tierschutz/ (15.11.2024)

Shin, W. S. (2007). The influence of forest view through a window on job satisfaction and job stress. Scandinavian Journal of Forest Research, 22(3), 248 – 253. https://doi.org/10.1080/02827580701262733

Simion, F., Regolin, L., & Bulf, H. (2008). A predisposition for biological motion in the newborn baby. Proceedings of the National Academy of Sciences of the United States of America, 105(2), 809 – 813. https://doi.org/10.1073/pnas.0707021105

Souter, M., & Miller, M. (2007). Do Animal-Assisted Activities Effectively Treat Depression? A Meta-Analysis. Anthrozoös (20)2, 167 – 180. 10.2752/175303707X207954.

Stephan, I. (2015). Was wir brauchen! Was wir mögen! Was wir können. Institut für Soziales Lernen mit Tieren.

Templin, J. C., Hediger, K., Wagner, C., & Lang, U. E. (2018). Relationship Between Patient Satisfaction and the Presence of Cats in Psychiatric Wards. Journal of Alternative and Complementary Medicine, 24(12), 1219 – 1220. https://doi.org/10.1089/acm.2018.0263

Thodberg, K., Sørensen, L. U., Videbech, P. B., Poulsen, P. H., Houbak, B., Damgaard, V., Keseler, I., Edwards, D., & Christensen, J. W. (2016). Behavioral responses of nursing home residents to visits from a person with a dog, a robot seal or atoy cat. Anthrozoös, 29(1), 107 – 121. https://doi.org/10.1080/08927936.2015.1089011

Thodberg, K., Videbech, P. B., Hansen, T. G. B., Pedersen, A. B., & Christensen, J. W. (2021). Dog visits in nursing homes-increase complexity or keep it simple? A randomised controlled study. PLoS ONE, 16(5 May), 1 – 25. https://doi.org/10.1371/journal.pone.0251571

Tierärztliche Vereinigung für Tierschutz e. V., TVT (2021, November). Tiere im sozialen Einsatz. Merkblatt Nr. 131, Merkblatt Nr. 131.6 Katzen. https://www.tierschutz-tvt.de/alle-merkblaetter-und-stellungnahmen/

Tierpark Lange Erlen (2018). Zwergziege (Capra aegagrus hircus). https://www.erlen-verein.ch/tierpark/tiere/tierbeschreibung/65/zwergziege.

Turner, D.C. (1991). The ethology of the human-cat relationship. Schweizer Archive für Tierheilkunde, 133, 63 – 70

TURNER, D. C., BATESON, P. (2013). The Domestic Cat: The Biology of its Behaviour. Cambridge University Press (3. Auflage). https://doi.org/10.1017/CBO9781139177177.

TURNER, D. C. (2017). A review of over three decades of research on cat-human and human-cat interactions and relationships. Behavioural Processes, 141, 297–304. https://doi.org/10.1016/j.beproc.2017.01.008

URBAN, S., DEHN, L. B., ZILLMER, B., DRIESSEN, M., & BEBLO, T. (2015). Effects of a dog-assisted therapy on patients during their stationary drug withdrawal in an acute psychiatry hospital. Sucht, 61(3), 139–146. https://doi.org/10.1024/0939-5911.a000366

VERNOOIJ, M., & SCHNEIDER, S. (2018). Handbuch der Tiergestützten Interventionen. Grundlagen, Konzepte, Praxisfelder (4. Auflage). Quelle & Meyer.

VIRUÉS-ORTEGA, J., PASTOR-BARRIUSO, R., CASTELLOTE, J. M., POBLACIÓN, A., & DE PEDRO-CUESTA, J. (2012). Effect of animal-assisted therapy on the psychological and functional status of elderly populations and patients with psychiatric disorders: A meta-analysis. Health Psychology Review, 6(2), 197–221. https://doi.org/10.1080/17437199.2010.534965

WAGNER, C., GAAB, J., & HEDIGER, K. (2023). The Importance of the Treatment Rationale for Pain in Animal-Assisted Interventions: A Randomized Controlled Trial in Healthy Participants. Journal of Pain, 24(6), 1080–1093. https://doi.org/10.1016/j.jpain.2023.01.004

WAGNER, C., GROB, C., & HEDIGER, K. (2022). Specific and Non-specific Factors of Animal-Assisted Interventions Considered in Research: A Systematic Review. Frontiers in Psychology, 13(June), 1–26. https://doi.org/10.3389/fpsyg.2022.931347

WILDE, C. (2015). Meerschweinchen. Stuttgart. Kosmos Verlags-GmbH & Co. KG.

WIRTH, S., GEBHARDT-HENRICH, S. G., RIEMER, S., HATTENDORF, J., ZINSSTAG, J., & HEDIGER, K. (2020). The influence of human interaction on guinea pigs: Behavioral and thermographic changes during animal-assisted therapy. Physiology and Behavior, 225(July), 113076. https://doi.org/10.1016/j.physbeh.2020.113076

WOHLFARTH, R., MUTSCHLER, B., BEETZ, A., KREUSER, F., & KORSTEN-RECK, U. (2013). Dogs motivate obese children for physical activity: key elements of a motivational theory of animal-assisted interventions. Frontiers in Psychology, 4(October), 1–7. https://doi.org/10.3389/fpsyg.2013.00796

WOHLFARTH, R., & MUTSCHLER, B. (2017). Praxis der hundegestützten Therapie. Grundlagen und Anwendung. Mensch & Tier (2. Auflage). Ernst Reinhardt Verlag.

Zafra-Tanaka, J. H., Pacheco-Barrios, K., Tellez, W. A., & Taype-Rondan, A. (2019). Effects of dog-assisted therapy in adults with dementia: A systematic review and meta-analysis. BMC Psychiatry, 19(1), 1–10. https://doi.org/10.1186/s12888-018-2009-z

Zinsstag, J., Schelling, E., Waltner-Toews, D., & Tanner, M. (2011). From »one medicine« to »one health« and systemic approaches to health and well-being. Preventive Veterinary Medicine, 101(3–4), 148–156. https://doi.org/10.1016/j.prevetmed.2010.07.003

Zinsstag, J., Hediger, K., Osman, Y. M., Abukhattab, S., Crump, L., Kaiser-Grolimund, A., Mauti, S., Ahmed, A., Hattendorf, J., Bonfoh, B., Heitz-Tokpa, K., Berger González, M., Bucher, A., Lechenne, M., Tschopp, R., Obrist, B., & Pelikan, K. (2022). The Promotion and Development of One Health at Swiss TPH and Its Greater Potential. Diseases, 10(3), 65. https://doi.org/10.3390/diseases10030065